Langenscheidt
Praxiswörterbücher

W0237816

Langenscheidt
Praxiswörterbuch
Gastronomie
Französisch

Französisch–Deutsch
Deutsch–Französisch

von Dr. Fritz Kerndter

Langenscheidt

Berlin · München · Wien · Zürich · New York

Bibliografische Information Der Deutschen Bibliothek
Die Deutsche Bibliothek verzeichnet diese Publikation in der Deutschen Nationalbibliografie; detaillierte bibliografische Daten sind im Internet über http://dnb.ddb.de abrufbar.

Eingetragene (registrierte) Warenzeichen sowie Gebrauchsmuster und Patente sind in diesem Wörterbuch nicht ausdrücklich gekennzeichnet. Daraus kann nicht geschlossen werden, dass die betreffenden Bezeichnungen frei sind oder frei verwendet werden können.

Das Werk ist urheberrechtlich geschützt. Jede Verwendung außerhalb der Grenzen des Urheberrechtsgesetzes bedarf der vorherigen schriftlichen Zustimmung des Verlages. Dies gilt besonders für Übersetzungen, Vervielfältigungen, auch von Teilen des Werkes, Mikroverfilmungen, Bearbeitungen sonstiger Art sowie für die Einspeicherung in elektronische Systeme.

ISBN 3-86117-194-5

© 2004 Langenscheidt Fachverlag GmbH München
Printed in Germany
Druck: Druckhaus Langenscheidt, Berlin

2. 3. 4. 5. 6. 09 08 07 06 05

Vorwort

Das vorliegende Wörterbuch ist als Hilfe für fachsprachlich interessierte Nutzer im Bereich der Gastronomie, für Lehrende und Studenten fachrelevanter Schulen in verschiedenen Ländern, für Fachjournalisten und ggf. auch für Übersetzer gedacht, die in ihrer Arbeit mit Terminologieproblemen im Bereich „Küche und Restaurationswesen“ konfrontiert sind. Die Konzeption der „Praxiswörterbücher“ des Langenscheidt Fachverlages verlangt allerdings bewusst eine Einschränkung des Umfangs, so dass das vorliegende Wörterbuch möglicherweise manche hoch technischen Begriffe nicht enthält.

Der Wortschatz orientiert sich auch mehr an einer allgemeinen, überall verständlichen „Küchensprache“, als an dem einst in ganz Europa verbreiteten Sprachgebrauch der hohen, „klassischen“ französischen Küche, mit ihren fast an eine Geheimsprache erinnernden Bezeichnungen im Telegrammstil: Dutzende verschiedener Soßen, nur mit einem Stichwort benannt, deren Herstellung jeder Koch früher selbstverständlich ohne weitere Rückfrage beherrschen musste, Hunderte von Zubereitungsarten, deren Bezeichnungen auf die großen Feinschmeckergestalten, die Gönner und Förderer oder auf die großen Küchenchefs selbst verwiesen haben... Der große Escoffier hat seine kompliziertesten Kreationen oft in 10 Zeilen beschrieben... Verhältnismäßig wenig davon ist heute im allgemeinen Sprachgebrauch übrig geblieben – etliche Soßen wie die Béarnaise, die Béchamel, die Aurore u. a., oder Zubereitungsarten, die nicht selten auf die provinziellen Ursprünge der Gerichte hinweisen: die Entrecôte bordelaise, das Poulet basquaise, die Choucroûte alsacienne oder die Tomates provençales... Im Deutschen ist es ähnlich, mit den Königsberger Klopsen, dem Mainzer Handkäse, den Nürnberger Rostbratwürsten u. a. Nicht anders als in Frankreich, mit seinen „Appellations d'Origine Contrôlées“, wird für viele solcher Bezeichnungen heute sowohl nach dem deutschen Wettbewerbsrecht wie nach bereits bestehenden europäischen Regelungen der geographische Herkunftsschutz angestrebt.

Das Wörterbuch ist nicht für generelle Anfänger in der einen wie in der anderen Sprache konzipiert. Allgemeiner Wortschatz, der in der Regel schon in den ersten 1–2 Jahren Fremdsprachenunterricht vermittelt wird, ist nur dann im Einzelfall aufgenommen, wenn ein Wort gleichzeitig das Grundelement für wichtige Wortableitungen und Zusammensetzungen darstellt (vgl. die Einträge zu Butter/beurre, Käse/fromage u. a.). Weggelassen wurden in fast allen Fällen Wörter, deren Schreibweise und Bedeutung in beiden Sprachen identisch oder sehr ähnlich ist (Olive/olive, Mayonnaise/mayonnaise, Koriander/coriandre, Muskel/muscle u. a.). Ausnahmen beziehen sich auch hier wieder nur auf Fälle, wo in der einen oder anderen Sprache unterschiedliche, aber gleichwertige Begriffe vorhanden sind, die ggf. auch problemlos ausgetauscht werden können (fr. orange = dt. Orange, *Apfelsine*). Regionalismen werden nur insofern berücksichtigt, als eine Bezeichnung inzwischen weit über die Ursprungsregion hinaus in allen Landesteilen bekannt ist: die süddeutschen „Spätzle“ sind längst Warenbezeichnungen namhafter Teigwarenhersteller geworden, so wie die ursprünglich nur im nördlichen Teil Frankreichs (und sogar nur in der Bretagne und Normandie) wirklich heimische „andouille“ heute in Marseille ebenso verkauft wird, wie in Périgueux...

Gleiches gilt für die Auswahl und kurze Beschreibung ursprünglich nur regional bekannter Gerichte aus Frankreich und Deutschland. Wenn die „quiche lorraine“ heute als „Lothringer Speckkuchen“ sich auch auf vielen deutschen Speisekarten findet, so sind das „poulet au Riesling“ (als Elsässer Weißweinvariante des „coq au vin“), das „cassoulet“ (ohne die Unterschiede zwischen dem aus Toulouse, aus Castelnaudary oder aus Carcassonne...) oder die „ficelle picarde“ heute auch anderswo in Frankreich verbreitet – so wie der „Brathering“, der „Kaiserschmarrn“ oder der „Berliner Pfannkuchen“ sicher in fast allen Teilen Deutschlands bekannt sind. Einzelne Gerichte sind letztlich auch kuriositätshalber erwähnt – sie sollen zeigen, wie Einfallsreichtum und wohl oft auch Sparsamkeitssinn (es darf nichts verkommen, und fast alles ist essbar...) seit jeher Köchinnen und Köche angespornt haben, Neues und oft Erstaunliches zu erproben, zu verfeinern und einzubürgern: dies ist sicher der Fall bei der „Hamburger Aalsuppe“, den „tripoux“, dem „Pfälzer Saumagen“ und etlichen anderen...

Im engeren Sinn fachtechnische Begriffe finden sich wenige im Bereich der Geräteausstattung moderner Großküchen. Hier findet der Benutzer im Zweifelsfall präzisere Bezeichnungen in Wörterbüchern für Gerätebau, Wärme- oder Elektrotechnik: einschlägige Fachbeschreibungen und Bedienungsanleitungen sind auch für den „Nur-Gastronomen“, d.h. den guten Küchenchef, oft nur schwer lesbar. Anders verhält es sich mit einem Minimum an Warenkunde, vor allem bei Fleisch und Fleischprodukten: hier muss der Koch sich ggf. beim Einkauf mit Fachleuten des Fleischerhandwerks auseinander setzen, die mit anderen Begriffen und Bezeichnungen operieren, als sie später für das fertige Gericht auf der Speisekarte stehen. Auch hier bedingt im Übrigen die unendliche Vielfalt regionaler Bezeichnungen die notwendige Einschränkung des Vokabulars. Der in der Praxis Stehende wird selbst aufmerksam den Sprachgebrauch im jeweiligen Bereich verfolgen und sich die Varianten ggf. durch eigene Notizen einprägen.

Unabdingbar ist für den Nutzer des Wörterbuchs die Kenntnis der Wort- und Begriffsbildungsregeln im Deutschen und im Französischen; sie erlaubt mit etwas Umsicht, Kombinationsgabe und Phantasie eine fast unendliche Ausweitung des Wortbestands, ausgehend von den im Wörterbuch selbst gegebenen Grundkomponenten. Die Kenntnis der Bedeutung einiger Präfixe und Suffixe im Deutschen (ab-, auf-, ent-; -bar, -los u. a.) und im Französischen (dé-, é-, en-; -able; -oir oder -eur, -euse) führt schnell ebenso zur Wortschatzerweiterung wie die richtige Verwendung einiger Präpositionen (filet *de* hareng, farine *de* seigle, moule *à* soufflé) oder die Befolgung der Regel, dass im Deutschen zusammengesetzte Substantive ihre jeweils weitere Präzisierung durch die Voranstellung des verdeutlichenden Elements erhalten (Kessel, Stahlkessel, Edelstahlkessel; Salat, Fleischsalat, Rindfleischsalat; Öl, Kernöl, Nusskernöl, Walnusskernöl u. a.).

Der Autor dankt dem Langenscheidt Fachverlag für die Manuskriptbearbeitung und für die Betreuung bei der Gestaltung dieses Wörterbuches.

Autor und Verlag sind allen Benutzern für weitere Vorschläge und Ergänzungen zur weiteren Verbesserung dieses Fachwörterbuches dankbar.

Diese sind an den Langenscheidt Fachverlag GmbH, Postfach 40 11 20, D-80711 München, zu senden.

Dr. Fritz Kerndter

Benutzungshinweise

1. Beispiele für die alphabetische Ordnung

eau
eau de condensation,
eau condensée
eau gazeuse
eau non gazeuse
eau-de-vie
eau-de-vie de cerises
eau-de-vie de vin ébouillanter
ébullition

nach und nach
Nachspeise
Nacken
Nadel
Nagelholz
Nährstoff
Nahrungs…
Nahrungsmittel

Tagesgericht
Talg
Täubchen
Taube
T-Bone-Steak
Tee
Teelöffel
Teewurst

2. Bedeutung der Zeichen

/	abdecken/mit Klarsichtfolie = mit Klarsichtfolie abdecken
( )	bavette (d'aloyau) = bavette *oder* bavette d'aloyau
( )	kursiver Text in Klammern bedeutet Erklärung
•	kennzeichnet Wendungen

3. Abkürzungen

bzw.	beziehungsweise
en gén.	im Allgemeinen
etc.	et cetera
etw	etwas
f	Femininum
fam.	familier, umgangssprachlich
m	Maskulinum
n	Neutrum
pl	Plural
s.	siehe
qc	quelque chose
u. a.	und andere
v	Verb
z. B.	zum Beispiel

Französisch–Deutsch

A

abaisse *f* (**de pâte**) ausgerollter Teig *m*, Kuchenboden *m*
abaisser *v* ausrollen (*Teig*)
abats *mpl* Innereien *pl*
abbattis *mpl* Hühnerklein *n*
abattre *v* schlachten
abondant reichlich
aboyeur *m* Ansager *m* (*der die Bestellungen des Bedienungspersonals an die Küche weitergibt*)
abricot *m* Aprikose *f*
abricoter *v* aprikotieren (*Gebäck*)
absorber *v* aufnehmen, aufsaugen
accent *m* Akzent *m*, Note *f*
accommoder *v* zubereiten
• **accommoder les restes** Reste herrichten
accompagnement *m s.* garniture
accompagner *v* begleiten
accrocher *v* aufhängen
accueil *m* Empfang *m*, Begrüßung *f*
accueillir *v* empfangen, begrüßen
achat *m* Kauf *m*, Einkauf *m*
acheter *v* kaufen, einkaufen
acide sauer
acidité *f* Säure *f*, Säuregrad *m*
acidulé säuerlich
âcre herb
âcreté *f* Herbe *f*
additif *m* Zusatz *m*, Zusatzstoff *m*
additif *m* **de conservation** *s.* produit de conservation
addition *f* Rechnung *f* (*Restaurant*)
additionner *v s.* ajouter
aération *f* Lüftung *f*, Entlüftung *f*
aérer *v* (ent)lüften
affinage *m* Verfeinerung *f*, Veredelung *f*
affiner *v* verfeinern
affûter *v* schärfen, schleifen, abziehen (*Messer*)
affûtoir *m s.* aiguisoir
agneau *m* Lamm *n*
agneau *m* **de lait** Milchlamm *n*
agrémenter *v im Geschmack abrunden, angenehmer machen*
agrume *m* Zitrusfrucht *f*
aide *f* Hilfe *f* • **à l'aide de** mit Hilfe von
aide-cuisinier *m* Hilfskoch *m*
aiglefin *m* Schellfisch *m*
aigre *s.* acide
aigre-doux süßsauer
aiguille *f* Nadel *f*
aiguille *f* **à brider** Bridiernadel *f*
aiguille *f* **à larder** Spicknadel *f*
aiguillette *f spitz zugeschnittenes Stück Fleisch oder Fisch*
aiguillette *f* **baronne** Tafelspitz *m*, Honoratiorenstück *n*, Pfaffenstück *n*
aiguisé *s.* tranchant
aiguisoir *m* Messerschleifer *m*, Schleifmaschine *m*
ail *m* Knoblauch *m*
aile *f* Flügel *m*
aile *f* **de raie** Rochenflosse *f*
aileron *m* Flügelspitze *f*
aillade *f* Knoblauchsoße *f*
aillé mit Knoblauch
ailloli *m* Knoblauchmayonnaise *f*
air *m* Luft *f*
airelle *f* Preiselbeere *f*
ajout *m s.* additif
ajouter *v* dazugeben, zusetzen
alcool *m* Alkohol *m*
alcool *m* **blanc** *s.* eau-de-vie
alcool *m* (**blanc**) **de blé** Korn(schnaps) *m*
aligot *m Enten- oder Gänseklein als Ragout, mit Pilzen und Kastanien*
aliment *m* Lebensmittel *n*, Nahrungsmittel *n*
alimentaire *verzehrbar, Ess-, Speise-; auch: Nahrungs-, Ernährungs-*
alimentation *f* Ernährung *f*
allégé (**de graisse**) *fettarmes oder fettreduziertes Erzeugnis; „light"*
alléger *v* lockern, leichter machen
allongé länglich
allonger *v* verdünnen, verlängern
allumer *v* anzünden
allumette *f* Streichholz *n*
alose *f* Maifisch *m*, Alse *f*
alouette *f* **sans tête** *s.* paupiette
aloyau *m* Lendenbraten *m*, Lendenstück *n*
altéré *s.* avarié
alternance/en abwechselnd
amande *f* Mandel *f*
amande *f* **de mer** *s.* pétoncle
amandine *f weiches Mandelgebäck*
améliorer *v* verbessern, veredeln
amer bitter
amidon *m s.* fécule
amovible abnehmbar
amuse-bouche *m* Appetithäppchen *n*
anchois *m* Anchovis *f*, Sardelle *f*
andouille *f dicke Kaldaunenwurst (versch. Arten: aus Guémené, Vire u. a.); meist kalt serviert*

andouillette *f dünnere, meist gebraten servierte Kaldaunenwurst* (*aus Cambrai, Troyes u. a.*)
aneth *m* Dill *m*
angélique *f* Engelwurz *f*; *kandierte Stängel der Pflanze als Gewürz oder zum Belegen*
anguille *f* Aal *m*
animal *m* Tier *n*
anneau *m* Ring *m* (*Zwiebel, Apfel, Kalamar u. a.*)
annuler *v* absagen, annullieren
anse *f* Henkel *m*
antiadhésif beschichtet (*z. B. Pfanne, Topf*)
aplatir *v* flach schlagen, abflachen
appareil *m* 1. Apparat *m*, Gerät *n*; 2. *Masse aus verschiedenen Grundstoffen* (*z. B. Teig*)
appellation *f* **d'origine** Herkunftsbezeichnung *f*
appellation *f* **d'origine contrôlée** (**A.O.C.**) *in dieser Formulierung in Frankreich gesetzlich geschützte Herkunftsbezeichnung für Weine, Spitituosen und landwirtschaftliche Produkte*
appétissant appetitlich
apprécier *v* schätzen
approvisionnement *m* Belieferung *f*
approvisionner *v* beliefern
arachide *f* Erdnuss *f*
araignée *f Siebkelle mit feinem Drahtgeflecht*
araignée *f* **de mer** Seespinne *f* (*Krustentier*)
arête *f* Gräte *f*
armoire *f* **chauffante** Wärmeschrank *m*
aromate *m* Küchenkraut *n*, Gewürzkraut *n*
aromatique aromatisch, wohlriechend
aromatiser *v s.* assaisonner
arroser *v* begießen
artichaut *m* Artischocke *f*
artificiel künstlich
asperge *f* Spargel *m*
asperger *v* benetzen
aspic *m s.* gelée
assaisonnement *m* Würze(n) *f*(*n*)
assaisonner *v* abschmecken, würzen, aromatisieren • **assaisonner la salade** Salat anmachen
assiette *f* Teller *m*
assiette *f* **anglaise** *kalte Aufschnittplatte, oft auch mit Rostbeef*
assiette *f* **de crudités** Rohkostteller *m*, Rohkostplatte *f*
assiette *f* **du pêcheur** *Teller mit Meeresfrüchten und evtl. kaltem Fisch*
assorti gemischt, zusammengestellt
assortiment *m* Zusammenstellung *f*
attendre *v* warten
attente *f* Wartezeit *f*
attendrir *v*/**s'** mürb werden, zart werden (*Fleisch*)
autoclave *m* Druckkochkessel *m* (*groß*)
autocuiseur *m s.* cocotte-minute
avarié verdorben
avenant zuvorkommend
avocat *m* Avocado *m*
avoine *f* Hafer *m*

B

baba *m eine Art Napfkuchen*
babeurre *m* Buttermilch *f*
bac *m* **de décantation de** (**graisse**) Fettabscheider *m*
bacon *m* gepökeltes, geräuchertes Schweinefilet *n*
badiane *f* Sternanis *m*
badigeonner *v* **de qc** bestreichen mit etw
baeckeoffe *m Eintopf aus lagenweise geschichteten Kartoffelscheiben und Stücken von verschiedenem Fleisch, mit Zwiebeln und Gewürzen*; *in Weißwein in verschlossenem Topf längere Zeit gekocht* (*Elsass*)
baie *f* Beere *f*
baie *f* **de genièvre** Wacholderbeere *f*, Wacholderperle *f*
baie *f* **rose** rotes Pfefferkorn *n*
bain-marie *m* 1. (heißes) Wasserbad *n*; 2. Wasserbadkasserole *f*
baisser *v* senken, niedriger stellen
balai *m* Besen *m*
balayer *v* kehren, fegen
balance *f* Waage *f*
ballottine *f s.* galantine
bambou *m* Bambus *m*
bande *f* Streifen *m*
banne *f s.* toile
bar *m* Seebarsch *m*, Wolfsbarsch *m*
barbeau *m* Barbe *f* (*Fisch*)
barbecue *m* (Garten-)Grill *m*

barbouille/en *im eigenen Blut und mit Rotwein gekocht*
barbue *f* Glattbutt *m*
barde *f dünne Scheibe Rückenspeck*
barder *v* mit Speck umwickeln, bardieren
bardière *f* Speckseite *f*, Rückenspeck *m*
baron *m* **d'agneau** *Keulen und Rückenstück mit zwei Rippen, vom Lamm*
barquette *f* 1. Schälchen *n* (*Gefäß in Form eines Schiffchens*); 2. Schiffchen *n* (*geschnitten, z. B. aus einer Melone, aus Ananas u. a.*)
barre *f* Riegel *m*
bas *m* **de carré** *s.* côte découverte
base *f* Grundlage *f* • **à base de** auf der Grundlage von
bassine *f* offener Kochtopf *m*, Kessel *m*
bassine *f* **à blanc d'œuf** s. cuve
bassine *f* **à confiture** Konfitüretopf *m*
bassine *f* **à frire** *s.* friteuse
batavia *f* Eissalat *m*
bâton *m* **de vanille** Vanillestange *f*
bâtonnet *m* Stäbchen *n*, Stängchen *n*
batte *f* (**à viande**) Fleischklopfer *m*
batterie *f* **de cuisine** Küchengeschirr *n*
batteur *m* Rühr- und Schlagmaschine *f*
battre *v* schlagen
baudroie *f s.* lotte (de mer)
bavarois *m Gebäck mit bayerischer Creme*
bavette *f* (**d'aloyau**) *zartes Stück zum Braten, aus der Dünnung*
bec *m* Schnabel *m*
bec *m* **verseur** Schnabel *m* (*zum Ausgießen: Kaffeekanne, Soßenschüssel u. a.*)
bécasse *f* Schnepfe *f*
beignet *m* 1. Krapfen *m*; 2. *allgemein: teigumhüllte Frucht, Krustentier oder Gemüsestück, in Friture herausgebacken*
belon *f flache Auster aus der südlichen Bretagne*
bénédictine *f gelber Kräuterlikör nach einem Rezept der Benediktinermönche von Fécamp*
besoin *m* Bedarf *m* • **au besoin** falls nötig • **si besoin** (**est**) falls nötig • **avoir besoin** brauchen, benötigen
betterave *f* Bete *f*, Rübe *f*
betterave *f* **rouge** rote Bete *f*, rote Rübe *f*
beurre *m* Butter *f*
beurre *m* **blanc** weiße Buttersoße *f*
beurre *m* **clarifié** geklärte Butter *f*
beurre *m* **composé** Buttermischung *f*
beurre *m* **concentré** Butterschmalz *n*, Butterfett *n*
beurre *m* **manié** Mehlbutter *f*
beurre *m* **noir, beurre** *m* **noisette** *gebräunte Butter mit ein wenig Essig oder Zitronensaft versetzt*
beurre *m* **de** (**noix de**) **coco** Kokosfett *n*
beurrer *v* mit Butter bestreichen, buttern
beurrier *m* Butterdose *f*
bette *f* Mangold *m*
biais/de schräg
bien cuit durchgebraten, „gut durch"
bière *f* Bier *n*
bifteck *m* Beefsteak *n*
bifteck *m* **haché** Hacksteak *n*
bigarreau *m* Kaiserkirsche *f*
bigorneau *m* (kleine, meist schwarze) Meeresschnecke *f*
billot *m* Hackblock *m*
biscotte *f* Zwieback *m*
biscuit *m* (**à la**) **cuiller** Löffelbiscuit *m* (*mit Puderzucker*)
bisque *f Suppe aus zerkleinerten oder gemahlenen Krustentieren*
bisque *f* **de hommard** Hummersuppe *f*
blanc *m* **d'œuf** Eiweiß *n*, Eiklar *n*
blanchir *v* abbrühen, blanchieren
blancs *mpl* **d'œufs montés en neige** Eischnee *m*
blanquette *f Frikassee mit weißer Soße*
blé *m* **dur** Hartweizen *m*
blé *m* **millet** Hirse *f*
blé *m* **noir** *s.* sarrasin
blé *m* (**tendre**) *s.* froment
blette *f s.* bette
bleu 1. blau; 2. *kaum angebratenes, innen noch rohes Fleisch* • **au bleu** blau gekocht (*Fisch*)
bleu *m* (Edel-)Schimmelkäse *m*
bloc *m* **à couteaux** Messerblock *m*
blondir *v* ganz leicht anbraten
bluter *v* Mehl sieben
bocal *m* **à conserves** Einmachglas *n*
bœuf *m* Rind *n*, Ochse *m*; Rindfleisch *m*
bœuf *m* **à bouillir** Siedfleisch *n*, Kochfleisch *n*
bœuf *m* **bourguignon** *Rindfleischstücke mit Speckwürfeln und Schalotten, in Rotwein geschmort*
bœuf *m* **braisé, bœuf** *m* **en daube** (Rinder-)Schmorbraten *m*; *in Deutschland auf Speisekarten gelegentlich unter der Form „Böfflamotte"*

bœuf *m* **miroton** *gekochte Rindfleischscheiben mit Zwiebeln, Speck, in Essigsoße*
bœuf-mode *m s.* bœuf braisé
boisson *f* Getränk *n*
boîte *f* Dose *f*
bol *m* Schale *f*, Napf *m*
bolée *f* eine Schale voll (*meist für Apfelwein*)
bolet *m s.* cèpe
bon marché billig, preiswert
bonbon *m* **de chocolat** *s.* crotte de chocolat
bord *m* Rand *m*
bord *m* **verseur** Gießrand *m*
botte *f* Bund *m*
bouche *f* Mund *m*
bouchée *f* Bissen *m*, Mund voll *m*
bouchée *f* **de chocolat** *sehr große Praline*
bouchée *f* **à la reine** Königinpastete *f*
bouchon *m* Korken *m*
bouchot *m* Muschelgarten *m* (*Zuchtbecken für Miesmuscheln*)
bouchots *mpl*/**moule de** *kleine, gezüchtete Miesmuschel aus dem Atlantik*
boudin *m* Blutwurst *f* (*schnittfest, kalt serviert*)
boudin *m* **blanc** Weißwurst *f*
boudin *m* **noir** Blutwurst *f* (*weich, warm oder gegrillt serviert*)
boudoir *m* Löffelbiskuit *n* (*mit Kristallzucker*)
bougeoir *m s.* chandelier
bouillabaisse *f Fischsuppe mit verschiedenen Mittelmeerfischen, Krusten- und Schalentieren, stark mit Safran gewürzt*
bouillie *f* Brei *m*, Püree *n*
bouillir *v* abkochen, kochen, sieden
bouilloire *f* Kochkessel *m*
bouillon *m* Brühe *f*, Bouillon *f*
bouillon *m* **cube** Instantbrühe *f*
boule *f* Kugel *f*
boulette *f* Knödel *m*, Klops *m*, Kloß *m*,
bouquet *m* 1. Strauß *m* (*Blumen*); 2. Königskrabbe *f*, Steingarnele *f*; 3. Bukett *n* (*Wein*)
bouquet *m* **garni** Kräutersträußchen *n*, Gewürzsträußchen *n*
bouquetière *f bukettartige Zusammenstellung, meist von verschiedenem Gemüse*
bourrache *f* Borretsch *m*
bouteille *f* Flasche *f*
bouton *m* **d'arrêt** Stopptaste *f*
braiser *v* schmoren
braisière *f* Schmortopf *m*
branche *f* Zweig *m*
brandade *f* (**de morue**) *Frikassee aus Stücken von getrocknetem Kabeljau oder Schellfisch, mit Sahne und Knoblauch*
brasser *v s.* remuer
brassin *m s.* fond blanc
brebis *f* Schaf *n*
brème *f* Brasse *f* (*Fisch*)
brider *v* bridieren, (Geflügel) zunähen
brigade *f* (**de cuisine**) Küchenbrigade *f*, Küchenpersonal *n* (*Gesamtheit der Mitarbeiter in der Küche*)
brillance *f* Glanz *m*
brillant glänzend
brin *m* Halm *m*, Stängel(chen) *m*(*n*)
brioche *f s.* pain brioché
broche *f* Bratspieß *m*, Spieß *m*
brochette *f* Spießchen *n*
brochet *m* Hecht *m*
brosse *f* Bürste *f*
brouiller *v* durcheinander mischen, schlagen
broyer *v* concasser
broyeur *m s.* hachoir mécanique
brugnon *m* Nektarine *f*
brûler *v* anbrennen
brûleur *m* Brenner *m*
brûlure *f* Verbrennung *f*
brunir *v* bräunen
brunoise *f in sehr kleine Würfelchen geschnittenes, gekochtes oder gedünstetes Gemüse*
buccin *m* Wellhornschnecke *f*
bûche *f* **de Noël** *süße Teigroulade mit Vanille- oder Schokoladecreme, in der Form eines Baumstamms* (*in Frankreich Spezialität zu Weihnachten*)
buée *f s.* vapeur d'eau
buffet *m* **campagnard** *kaltes Buffet mit Wurstwaren, Landbrot und Wein*
bulle *f* Blase *f*
bulot *m s.* buccin

C

cabillaud *m* Kabeljau *m*, Dorsch *m* (*jung*)
cacahouète *f s.* arachide
cacao *m* Kakao *m*
cacaoté *s.* chocolaté, chocolatier
café *m* Kaffee *m*

café liégeois *m* Eiskaffee *m*
cafetière *f* Kaffeekanne *f*
cahier *m* **des charges** *behördliche Auflagen*
caille *f* Wachtel *f*
cailler *v s.* coaguler
calamar *m* Kalmar *m* (*mit zehn Armen*)
calcul *m* Berechnung *f*
calculer *v* berechnen
calmar *m s.* calamar
camomille *f* Kamille *f*
canapé *m* Canapé *n* (*Häppchen, süß oder gesalzen*)
canard *m* Ente *f* (*eigtl. Erpel*)
canard *m* **sauvage** Wildente *f*, Flugente *f*
candir *v*/**faire** kandieren
candir *v*/**se** auskristallisieren (*Zucker*)
cane *f* weibliche Ente *f*
caneton *m*, **canette** *f* Entchen *n*, Jungente *f*
cannelle *f* Zimt *m*
canneler *v* kannelieren, mit Rillen *f* verzieren
câpre *f* Kaper *f*
caractéristique *f s.* propriété
carafe *f* Karaffe *f*
caramel *m* Karamell *n*
caraméliser *v* karamellisieren, bräunen (*Zucker*)
carapace *f* Schale *f*, Panzer *m* (*Krustentiere*)
carboniser *v* verkohlen
carcasse *f* Rumpf *m*, Carcasse *f*
carotte *f* Karotte *f*, Möhre *f*, gelbe Rübe *f*
carpe *f* Karpfen *m*
carré *m* (**de côtes**) Kotelettstrang *m* (*Stiel- und Filetkoteletts von Schwein und Lamm*); Karbonade *f* (*Schwein*)
carré *m* **d'agneau** Lammcarree *n*
carrelet *m* Scholle *f*, Goldbutt *m*
carte *f s.* menu
carte-ardoise *f Schiefertafel mit handschriftlicher Auflistung von Tagesgerichten*
cartilage *m* Knorpel *m*
casse-croûte *m* Imbiss *m* (*viele regionale Bezeichnungen*)
casse-noix *m* Nussknacker *m*
casser *v* brechen, zerbrechen
casser *v* **des œufs** Eier *npl* aufschlagen
casser *v* **des noix** Nüsse *fpl* knacken
casserole *f* Topf *m*
casserole *f* **à manche** Stieltopf *m*
cassis *m* schwarze Johannisbeere *f*
cassolette *f kleines feuerfestes Pfännchen; auch: in diesem Pfännchen serviertes Gericht*
cassoulet *m Eintopf aus weißen Bohnen und eingemachtem Fleisch, auch mit grobgekörnten Würsten*
cave *f* 1. Keller *m*; 2. Weinvorrat *m* • **avoir une bonne cave** einen Vorrat an guten Weinen haben
caviste *m* Kellerverwalter *m*
céleri *m* Sellerie *m*
céleri *m* **en branches** Stangensellerie *m*, Staudensellerie *m*
céleri *m* **rave** Sellerieknolle *f*
céleri *m* **remoulade** *Salat aus geriebenem rohem Sellerie, mit Remouladensoße*
cendrier *m* Aschenbecher *f*
centre *m s.* milieu
cépage *m* Rebsorte *f*
cèpe *m* Steinpilz *m*
céréale *f* Getreideart *f*
céréales *fpl* Getreide *n*
cerf *m* Hirsch *m*
cerfeuil *m* Kerbel *m*
cerise *f* Kirsche *f*
cerise *f* **au sirop** Belegkirsche *f*
cerneau *m* **de noix** Walnusshälfte *f*
certificat *m* **d'origine** Herkunftsnachweis *m*
cervelas *m eine Art Fleischwurst oder Lyoner Wurst*
cervelle *f* Hirn *n*
chair *f* Fleisch *n*
chair *f* **ferme/à** fest kochend (*Kartoffel*)
chair *f* **à saucisse** Brät *n*, Füllung *f* (*mit Fleisch*); Farce *f*
chaise *f* Stuhl *m*
chaleur *f* Hitze *f*, Wärme *f*
chaleur *f* **tournante** Umlufthitze *f*
chalumeau *m s.* torche • **passer au chalumeau** abflämmen
chambré temperiert (*Wein*)
chambre *f* **froide** Kühlraum *m*
chamois *m* Gämse *f*
champignon *m* Pilz *m* (*allgemein*)
champignon *m* **de Paris** Champignon *m*
chandelier *m* Kerzenhalter *m*
chanterelle *f s.* girolle
chapelure *f* Paniermehl *n*, Semmelbrösel *mpl*
chapon *m* Kapaun *m*

charcuterie *f* Wurstwaren *fpl*, Wurst *f* (*allgemein*)
charcuterie *f* **en coupe** Aufschnitt *m*, Aufschnittware *f*
charcutier *m Metzger, der in der Regel nur Fleisch- und Wurstwaren sowie verschiedene Salate, jedoch* (*außer gelegentlich Geflügel und Schweinefleisch*) *kein Frischfleisch verkauft*
charcutier-traiteur *m* Feinkostmetzger, „Party-Service" (*Lieferung fertiger Mahlzeiten außer Haus*)
chariot *m* Wagen *m*
chariot *m* **chauffant** Wärmewagen *m*
chariot *m* **de hors d'œuvres** Wagen *m* mit Vorspeisen
chariot *m* **à vaisselle** Geschirrtransportwagen *m*
charlotte *f lockerer Biskuitteig mit Früchten und Creme*
charolais *m in Frankreich verbreitete weiße Rinderrasse, mit vorzüglichem Fleisch*
chartreuse *f 1. gelber oder grüner Kräuterlikör, nach einem Rezept der Kartäusermönche*; *2. als Berg aufgetürmtes Gericht mit Rebhuhn und Gemüse, im Wasserbad gegart*
chasselas *m* Gutedeltraube *f* (*eine der besten Speisetrauben*)
châtaigne *f* Esskastanie *f*
chaud warm, heiß
chaud-froid *m jede Art von Sülze*
chauffe-assiettes *m* Tellerwärmer *m*
chauffe-plat *m* Warmhalteplatte *f*
chauffer *v*/(**faire**) erhitzen, heiß machen, aufwärmen
chaufroiter *v* mit Chaudfroid-Sauce überziehen
chef *m* (**de cuisine**) Küchenchef *m*
chef *m* **de rang** Oberkellner *m*, Abteilungskellner *m*
cheminée *f* Kamin *m*
cher teuer
chèvre *f* Ziege *f*
chèvre *m* Ziegenkäse *m*
chevreau *m* Zicklein *n*, Ziegenkitz *n*
chevreuil *m* Reh *n*, Rehfleisch *n*
chiffonnade/en *„wie ein Lappen zerknüllt", unregelmäßig angerichtete dünne Fleisch- oder Schinkenscheiben*
chiffre *m* **d'affaires** Umsatz *m*
chinois *m* Chinois *m* (*trichterförmiges Passiersieb*)
chocolat *m* 1. Schokolade *f*; 2. Trinkschokolade *f*
chocolat *m* **à cuire** *s.* chocolat de ménage
chocolat *m* **fourré** gefüllte Schokolade *f*
chocolat *m* **de ménage** Blockschokolade, Kochschokolade
chocolat *m* **en poudre** Kakaopulver *m* mit Zucker
chocolaté Schokolade(n)…, schokolade(n)haltig
chocolatier *f 1. Hersteller oder Verkäufer von Schokoladewaren*; *2. Gefäß für Schokoladegetränk*
choisir *v* wählen, auswählen
choix *m* Auswahl *f*, Wahl *f* • **au choix** nach Wahl
chou *m* 1. Kohl *m*; 2. Windbeutel *m*
chou *m* **de Bruxelles** Rosenkohl *m*
chou *m* **chinois** Chinakohl *m*
chou *m* **fleur** Blumenkohl *m*
chou *m* **frisé** Wirsing *m*
chou *m* **rouge** Rotkohl *m*
choucroute *f* Sauerkraut *n*
chronorupteur *m* Zeit(schalt)uhr *f*
ciboulette *f* Schnittlauch *m*
cidre *m* Apfelwein *m*
cidre *m* **bouché** *in Flaschen gefüllter Apfelwein, leicht perlend*
cimier *m* Ziemer *m*
cintre *m* Kleiderbügel *m*
circuit *m* **de chauffe** Hitzekreislauf *m*
ciseaux *mpl* Schere *f*
ciseler *v* fein schneiden, ziselieren
citron *m* Zitrone *f*
citron *m* **vert** Limone *f*
citronnelle *f* Zitronenkraut *n*, Zitronenmelisse *f*
citrouille *f* Kürbis *m* (*orangefarbig, mittelgroß*)
civet *m* Wildragout *m*, Wildpfeffer *m*
clafoutis *m in ziemlich flüssigem Eierteig aufgebackene Früchte* (*Kirschen, Apfelstücke*)
claie *f* Lattenrost *m*
clair klar
clam *m* Islandmuschel *f*
clarification *f* Klären *n*, Klärung *f*
clarifier *v* abklären, klären
client *m* Kunde *m*
clientèle *f* Kundschaft *f*
climatisation *f* Klimaanlage *f*
cloche *f* Glocke *f*
clou *m* **de girofle** Gewürznelke *f*

clou *m* **de girofle en poudre** Nelkengewürz *n*
coagulation *f* Gerinnung *f*
coaguler *v* gerinnen
cochon *m s.* porc • **...de cochon** Schweine..., Schweins..., vom Schwein
cochon *m* **de lait** Spanferkel *n*
cochonnailles *fpl Fleisch- und Wurstwaren aus Schweinefleisch, „Schweinernes“*
cocotte *f s.* marmite
cocotte *f* **minute** Schnellkochtopf *m*, Druckkochtopf *m*
cœur *m* Herz *n*
cœur *m* **de palmier** Palmenherz *n*
coffret *m* 1. Kästchen *n*; 2. *eine kästchenartige Anordnung* (*z. B. aus Blätterteig*)
coing *m* Quitte *f*
colin *m* Seehecht *m*
colimaçon/en *spiralförmige Anordnung von Bestandteilen eines Gerichts*
coller *v* kleben
collet *m* **fumé** geräucherter Schweinenacken *m*
collier *m* Hals *m*, Nacken *m* (*Rind, Kalb, Hammel*)
colorant *m* Farbstoff *m*
colorant *m* **alimentaire** Lebensmittelfarbe *f*
coloration *f* Färbung *f*
colorer *v* färben
colza *m* Raps *m*
col-vert *m s.* canard sauvage
commande *f* Bestellung *f*
commander *v* bestellen
commis *m* (**de cuisine**) Küchengehilfe *m*
comparaison *f* Vergleich *m*
comparer *v* vergleichen
composer *v*/(**se**) (sich) zusammensetzen
composition *f* Zusammensetzung *f*
compote *f* Kompott *n*, Mus *n*
compote *f* **d'oignons** Zwiebelmus *n* (*karamellisiert, oft als Beilage zu Fleisch*)
comptabilité *f* Buchhaltung *f*
compter *v* zählen
concasser *v* zerstoßen, schroten
concentré eingedickt
concentré *m* Konzentrat *n*
concentré *m* **de tomates** Tomatenmark *n*
concombre *m* Gurke *f*
condiment *m* Gewürz *n*, Würze *f*
conditionnement *m s.* emballage
conditionner *v s.* emballer
confectionner *v* herstellen
confire *v* 1. im eigenen Fett braten; 2. kandieren
confiserie *f* Süßigkeit *f* (*ohne Backware*)
confit eingemacht, im eigenen Fett gebraten
confiture *f* Konfitüre *f*
confiture *f* **de vieux garçon** Rumtopf *m*
congélateur *m s.* surgélateur
congeler *v* einfrieren
congés *mpl* **annuels** *s.* fermeture annuelle
congolais *m* Kokosmakrone *f*
congre *m* Meeraal *m*
conseiller *v* beraten
conservation *f* Haltbarkeit *f*, Konservierung *f* • **de bonne conservation** haltbar
conserver *v* aufbewahren, behalten, konservieren
consistance *f* Beschaffenheit *f*, Festigkeit *f*, Konsistenz *f*
consommation *f* 1. Verbrauch *m*, Verzehr *m*; 2. *nicht während des Essens eingenommenes Getränk* (*z. B. an der Bar*)
consommé *m* Kraftbrühe *f*, Fleischbrühe *f* (*sehr kräftige*)
consommer *v* verbrauchen, verzehren
contenance *f* Füllmenge *f*, Inhalt *m* (*Menge*)
contenu *m* Inhalt *m* (*Definition der Ware*)
contre-filet *m s.* rosbif
contrôle *m* Kontrolle *f*
contrôler *v* kontrollieren
copeau *m* Span *m*
coq *m* Hahn *m*
coq *m* **au vin** *Stücke vom Hahn, in Soße mit Speckwürfeln, Perlzwiebeln, Pilzen, Rotwein* (*vgl. poulet au Riesling*)
coquelet *m* junger Hahn *m*
coque *f 1. Schale aller Arten von Nüssen; 2. weißgraue, kleinere runde Muschel* • (**à la**) **coque** weich gekocht (*Ei*)
coquetier *m* Eierbecher *m*
coquillage *m* Schalentier *n*, Muschel *f* (*allgemein*)
coquille *f* 1. Schale *f* (*Eier, Schalentiere*); 2. Muschel *f* (*Gefäß*); 3. *Gebäck in Form einer Muschel*
coquille *f* **Saint-Jacques** Jakobsmuschel *f*
coquillettes *fpl* Muschelnudeln *fpl*
corail *m rotgelber Rogen der Jakobsmuschel*
corbeille *f s.* panier
cordon bleu *m sehr guter Laienkoch*

coriace zäh
cornichon *m* Cornichon *n*, kleine Gewürzgurke *f*
corsé scharf gewürzt
corser *v* würziger machen
cosse *f* Schote *f*, Hülse *f*
côte *f s.* côtelette
côte *f* **d'aloyau** *s.* côte à l'os
côte *f* **de bœuf** Rinderkotelett *n*
côte *f* **découverte** Stielkotelett *n* (*Kalb*)
côte *f* **à l'os** *entspricht einem T-Bone-Steak*
côtelette *f* Kotelett *n*, Rippe *f*
cotriade *f Fischsuppe mit verschiedenen Meeresfischen und Muscheln aus dem Atlantik* (*Bretagne*)
cou *m* Hals *m*
couche *f* Schicht *f*
couenne *f* Schwarte *f*
coulée *f* Guss *m*
couler *v* fließen
couleur *f* Farbe *f*
coulis *m Soße, fast flüssiges Püree*
coulis *m* **de tomate** Tomatensoße *f*
coup *m* Schlag *m*, Stoß *m*
coupe *f* 1. kleine Schale *f*, Schüsselchen *n*, Napf *m*; 2. *weites Glas für Schaumwein*; 3. Schnitt *m*, Zuschnitt *m*
coupe *f* **de champagne** ein Glas *f* Champagner
coupe-frites *m* Pommes-Frites-Schneider *m*
coupe *f* **de glace, coupe** *f* **de glacée** Eisbecher *m*
coupelle *f* Schüsselchen *n*
coupe-œufs *m* Eierschneider *m*
couper *v* schneiden
couper *v* **en julienne, couper** *v* **en lanières** in Streifen schneiden
couper *v* **en rondelles, couper** *v* **en tranches** in Scheiben schneiden,
couperet *m* Hackbeil *n*
coupe-tarte *m* Tortenteiler *m*
coupe-volaille *m s.* sécateur
courbe gekrümmt (*Wurst, bedeutet: im Ring*)
courge *f* Kürbis *m* (*allgemein*)
courgette *f* Zucchini *m* (*meist in der ital. Pluralform als Sing. verwendet*)
couronne *f* Kranz *m*
court-bouillon *m* Fischsud *m*
couscous *m nordafrikanisches Gericht mit Rind, Geflügel, Merguez, Gemüse und Hirsegries*
coussin *m* Kissen *n*
couteau *m* Messer *n*
couteau *m* **à batte** Platiermesser *n*
couteau *m* **canneleur** Kanneliermesser *n*
couteau *m* **à ciseler** Ziseliermesser *n*
couteau *m* **à désosser** Ausbeinmesser *n*
couteau *m* **économe** Sparschäler *m* (*mit dem nur ganz dünne Streifen abgeschält werden*)
couteau *m* **à émincer** Gemüsemesser *n*
couteau *m* **à éplucher** Schälmesser *n*
couteau *m* **à fileter** Filiermesser *n*
couteau *m* **à jambon** Schinkenmesser *n*
couteau *m* **à scie, couteau-scie** *m* Sägemesser *n*
coûter *v* kosten
coûteux kostspielig
couvercle *m* Deckel *m*
couvercle *m* **coulissant** Rolldeckel *m*
couvert *m* 1. Gedeck *n*; 2. Besteck *m*
couvrir *v* decken, abdecken, zudecken
crabe *m* Meereskrebs *m*
craquant krachig (*Gemüse*)
crémant *m geschützte Bezeichnung für Schaumweine aus verschiedenen Anbaugebieten* (*außer Champagner*)
crème *f* 1. Creme *f*, Krem *f*; 2. *mit Rahm gebundene Suppe*; 3. Rahm *m*, Sahne *f*
crème *f* **anglaise** *leichte Vanillecreme*
crème *f* **bavaroise** bayerische Creme *f*
crème *f* **chantilly** gezuckerte Schlagsahne *f*
crème *f* **fleurette** *erster, sehr leichter Rahm, der sich auf der Oberfläche der Milch absetzt*
crème *f* **de foie** Lebercreme *f* (*feine Art Pastete*)
crème *f* **fouettée** Schlagsahne *f*
crème *f* **de marrons** Kastaniencreme *f*
crème *f* **pâtissière** *Füllcreme für Backwaren*
crème *f* **renversée** Pudding *m*, Sturzcreme *f*
crème *f* **de volaille** Geflügelcremesuppe *f*
crémeux cremig, kremig, sahnig
crêpe *f* dünner Eier(pfann)kuchen *m*
crêpe *f* **dentelle** *hauchdünner, fast durchsichtiger Pfannkuchen*
crêpe *f* **suzette** *dünner Pfannkuchen, flambiert mit Cognac, Grand Marnier oder Cointreau*
crépine *f* Netz *n*, Netzfett *n* (*Schwein*)
crépinette *f kleine flache, meistens runde Grill-Mettwurst im Schweinenetz*

cresson *m* Kresse *f* (*allgemein*)
cresson *m* **alénois** Gartenkresse *f*
cresson *m* **de fontaine** Brunnenkresse *f*
creux hohl
crevette *f* **grise** Krabbe *f*, (Nordsee-) Garnele *f*
crevette *f* **rose** *s.* bouquet
cribler *v s.* tamiser
criée *f Fischgroßmarkt am Hafen, wo der Tagesfang versteigert wird*
croissant *m* Hörnchen *n*
croquant *s.* croustillant
croque-en-bouche *m mit Karamellfäden umsponnene gefüllte Brandteigbällchen*
croque-madame *m mit Käse überbackener Schinkentoast mit Spiegelei*
croque-monsieur *m mit Käse überbackener Schinkentoast*
croquembouche *m s.* croque-en-bouche
crotte *f* **de chocolat** Praline *f*
croupion *m* Bürzel *m* (*fetter Schwanzteil von Geflügel*)
croustade *f warme Blätterteigpastete*
croustillant knusprig, kross, knackig, krachig (*Gemüse*)
croûte *f* Kruste *f*, Rinde *f* • **en croûte** *im Teigmantel gebacken* (*z. B. Pastete*)
croûtons *mpl* geröstete Brotwürfel *mpl*
cru roh
cruche *f* (größerer) Krug *m*
crudités *fpl* Rohkost *f*
crustacé *m* Krustentier *m*
cube *m s.* dé
cueillir *v* pflücken
cuiller *f s.* cuillère
cuiller *f* **à café** Kaffeelöffel *m*, Teelöffel *m*
cuiller *f* **en bois** (Holz-)Kochlöffel *m*
cuillère *f* Löffel *m*
cuillerée/une ein Löffel voll
cuire *v* backen, braten, garen, kochen
cuire *v* **à l'eau** abkochen
cuire *v* **à l'étuvée** dämpfen, dünsten
cuire *v* **à petit feu** *s.* mijoter
cuiseur *m* Kochgerät *n*, Kochschrank *m*
cuiseur *m* **à vapeur** Dampfkochgerät *n*
cuisine *f* 1. Küche *f* (*Arbeitsplatz*); 2. Küche *f* (*Ausrichtung und Besonderheit gastronomischer Tätigkeit*) • **cuisine du marché** *Speisenangebot entsprechend der jahreszeitlich bedingten Marktlage; mit marktfrischen Erzeugnissen* • **une très bonne cuisine** eine sehr gute Küche
cuisiner *v* zubereiten, kochen (*Tätigkeit*)
cuisinier *m* Koch *m*
cuisinière *f* 1. *s.* fourneau; 2. Köchin *f*
cuisinière *f* **gaz** Gasherd *m*
cuisse *f* Keule *m*, Schenkel *m*; Schlegel *m* (*südd., für Geflügel*)
cuisse *f* **de grenouille** Froschschenkel *m*
cuisseau *m* Kalbskeule *f*
cuisson *f* Backen *n*, Braten *n*, Garen *n*, Kochen *n*
cuisson *f* **par pochage** Brühen *n*
cuisson *f* **rapide** Kurzbraten *n*
cuisson *f* **à la vapeur** Garen *n* in Dampf
cuisson *f* **sous vide** *Garen im Vakuumbeutel*
cuissot *m* Wildkeule *f*
cuit à point gar (*Braten*)
cul *m* **de poule** *s.* cuve
culinaire kulinarisch, sich auf die Kochkunst beziehend
culotter *v einen Topf erstmals in Betrieb nehmen*
cumin *m* Kümmel *m* (*allgemein*)
cure-dent *m* Zahnstocher *m*
curette *f* **à crustacés** *schmaler Metallkratzer mit gabelförmigem Ende, zum Auskratzen von Krustentieren*
cuve *f* (An-)Schlagkessel *m*
cuve *f* **en inox** Edelstahlkessel *m*

D

dame *f* **blanche** *allgemein weißes oder hellfarbenes Dessert* (*Phantasiebezeichnung*)
darne *f* Scheibe *f* (*Fisch*)
dartois *m mit Marzipan oder Konfitüre gefüllte Blätterteigtörtchen*
date *f* **de péremption** Verfalldatum *n*
datte *f* Dattel *f*
daube *f* Schmorbraten *m*; *auch*: *Gericht aus Fleisch und Gemüse, mit wenig Flüssigkeit lange geschmort*
dauber *v s.* braiser
daurade *f* Dorade *f*, Goldbrasse *f*
dé *m* Würfel *m*
déboucher *v* entkorken
décaféiné koffeinfrei
décanter *v* abklären (*durch Absetzenlassen*)
déchets *mpl* Abfall *m*
déchirer *v* zerreißen

décor *m*, **décoration** *f* Schmuck *m*, Garnierung *f*, Garnitur *f*, Verzierung *f*
décoration *f* **florale** Blumenschmuck *m*
décorer *v* garnieren, verzieren, schmücken
décorer *v* **à la poche** aufdressieren (*Konditorei*)
décongeler *v s.* dégeler
décortiquer *v* entschalen
découenner *v* abschwarten, entschwarten
découpe *f s.* coupe
découper *v s.* couper en tranches, couper en rondelles
découpoir *m s.* emporte-pièce
dégager *v* lösen, freilegen
dégeler *v* auftauen
dégivrer *v* abtauen
déglacer *v* ablöschen
dégorger *v*/(**faire**) entwässern, Wasser ziehen lassen
dégraisser *v* (Fett) abschöpfen, entfetten
degré *m* Grad *m*
dégustation *f* (**de vin**) Weinprobe *f*
déguster *v* 1. kosten, probieren (*allgemein*); 2. verkosten (*Wein*)
déjeuner *v* zu Mittag essen
déjeuner *m* Mittagessen *n*
déjeuner *m* **d'affaires** Geschäftsessen *n*
délayer *v* anrühren, (auf)lösen
délicat delikat, empfindlich
délicatement vorsichtig
délice *m Köstlichkeit f*; *auch*: *Bezeichnung einer besonders schmackhaften Kreation des Küchenchefs*
délicieux vorzüglich, köstlich
demi halb
demi-sel *m* Pökelfleisch *n*
démouler *v* stürzen, aus der Form nehmen
dénoyauter *v* entsteinen
denrée *f s.* aliment
dépecer *v* zerlegen, tranchieren
déposer *v* beiseite legen
dépouiller *v* abhäuten, enthäuten
désinfecter *v* desinfizieren
désirer *v* wünschen
désosser *v* ausbeinen, auslösen, Knochen lösen
dessaler *v* entsalzen
dessécher *v* austrocknen
dessert *m* Dessert *n*, Nachspeise *f*, Nachtisch *m*
dessous *m* (**de plat**) Untersatz *m*
détacher *v*/(**se**) (sich) ablösen
détailler *v s.* dépecer
détartrer *v* entkalken
détecteur *m* **de température** Temperatursensor *m*
diététique Diät..., diät...
différent verschieden
digérer *v* verdauen
digeste verdaulich
digestion *f* Verdauung *f*
diluer *v* (auf)lösen, verdünnen, anrühren
dilution *f s.* solution
diminuer *v* vermindern
dinde *f* Pute *f*, Truthenne *f*
dindon *m* Puter *m*, Truthahn *m*
dindonneau *m* junger Truthahn *m*
dîner *v* zu Abend essen
dîner *m* Abendessen *n*
directive *f* Vorschrift *f*
discrétion/à *unbeschränkte Menge zu essen*
disposer *v s.* dresser
dissoudre *v*/**se** sich auflösen
distribuer *v s.* répartir
divers *s.* différent
diversifié *s.* varié
diviser *v* teilen
dodine *f s.* galantine
dorade *f s.* daurade
dorer *v* 1. mit Eigelb bestreichen; 2. goldgelb anbräunen
dos *m* Rücken *m*
dosage *m* Dosierung *f*
doser *v* dosieren
doucette *f s.* mâche
douille *f* Tülle *f*
douille *f* **cannelée** Sterntülle *f*
douille *f* **ronde** Lochtülle *f*
doux mild (gewürzt)
douzaine *f* Dutzend *n*
dresser *v* anrichten, herrichten
droit gerade
dur hart
durcir *v* hart werden
durée *f* **de cuisson** Kochzeit *f*, Backzeit *f*, Bratzeit *f*

E

eau *f* Wasser *n*
eau *f* **de condensation, eau** *f* **condensée** Kondenswasser *n*
eau *f* **gazeuse** Mineralwasser *n* mit Kohlensäure

eau *f* **non gazeuse** Mineralwasser *n* ohne Kohlensäure
eau-de-vie *f* Trinkalkohol *m*
eau-de-vie *f* **de cerises** *s.* kirsch
eau-de-vie *f* **de vin** Weinbrand *m*
ébouillanter *v* aufkochen, abkochen
ébullition *f* Aufwallen *n*, Aufkochen *n*, Sieden *n* • **porter à ébullition** zum Sieden bringen, aufkochen
écaille *f* Fischschuppe *f*
écailler *v* 1. schälen (*Eier*, *Nüsse*); 2. entschuppen (*Fisch*)
écailler *m* *Restaurantangestellter, der die Schalentiere öffnet*
écailler *v*/**s'** absplittern
écailleur *m* (**à poisson**) Entschuppungsgerät *n*
échalote *f* Schalotte *f*, Schalottenzwiebel *f*
échine *f* Nacken *m*, Hals *m*, Kamm *m* (*Schwein*)
éclabousser *v* spritzen
écorcher *v s.* dépouiller
écosser *v* enthülsen
écraser *v* concasser
écrémer *v* entrahmen, Rahm abschöpfen
écrevisse *f* (Süßwasser-)Krebs *m*
écume *f* Schaum *m*
écumer *v* entschäumen, (Schaum) abschöpfen
écumoire *f* Schaumlöffel *m*
écumoire *f* **à friture** Fritürekelle *f*
édulcorant *m* Süßstoff *m* (*allgemein*)
effeuiller *v* verlesen (*Salat*)
effiler *v* abziehen (*Fäden entfernen, z. B. von grünen Bohnen*); *bedeutet auch*: *Ausnehmen der Gedärme* (*Geflügel*)
églefin *m s.* aiglefin
égoutter *v*/(**laisser s'**) abtropfen (lassen)
égouttoir *m* Abtropfgitter *n*, Abtropfsieb *n*
égruger *v* schroten
élastique dehnbar, geschmeidig
élevage *m* Zucht *f*, Züchtung *f*
élever *v* züchten
éliminer *v s.* enlever
élinette *f* Seeaal *m* (*Handelsbezeichnung für Dornhai*)
emballage *m* Verpackung *f*
emballé abgepackt
emballer *v* verpacken
embuer *v* beschlagen (*mit Wasserdampf*)
émietter *v*/**s'** krümeln, zerbröseln
émincé *m* Geschnetzeltes *n*
émincer *v* dünn schneiden, schnetzeln
éminceur *m* Feinschneider *m*
émonder *v* Mandeln schälen
empiler *v* stapeln
emporte-pièce *m* (Teig-)Ausstecher *m*, Ausstecherfom *m*
émulsionner *v* emulgieren
en-cas *m s.* casse-croûte
encornet *m s.* calamar
encre *f* Tinte *f*
endive *f* Chicorée *m*
enduire *v* **de qc** *s.* badigeonner de qc
enfariner *v s.* fariner
enfourner *v* in den Backofen schieben
engraisser *v* mästen
enlever *v* entfernen, entziehen, wegnehmen • **enlever les arêtes** entgräten
enrichir *v* anreichern
enrober *v* **de qc** umhüllen mit etw, überziehen mit etw
enrouler *v* einrollen
entaille *f* Einschnitt *m*
entailler *v* einritzen, einschneiden (*Fleisch*, *Fisch*)
entame *f* Anschnitt *m*
entamer *v* anschneiden
entier ganz • **en entier** im Ganzen
entonnoir *m* Trichter *m*
entourer *v* umrahmen, umranden
entrée *f nach der kalten Vorspeise zweiter, meist warmer Gang eines Menüs*
entrelardé durchwachsen, marmoriert
entremets *m* Süßspeise *f* (*wenn diese vor dem Käse serviert wird*)
envelopper *v* einschlagen, einwickeln
épais dick
épaisseur *f* Dicke *f*
épaissir *v* dick werden, eindicken
épaule *f* Schulter *f*, Bug *m*, Blatt *n* (*Wild*)
épeautre *m* Dinkel(weizen) *m*
épépiner *v* entkernen
éperlan *m* Stint *m* (*kleiner Heringsfisch, besonders zur Friture*)
épicer *v s.* assaisonner
épice *f s.* condiment
épicé gewürzt, pikant
épigramme *m ausgelöstes Bruststück vom Lamm* (*mit Kotelett*)
épinard *m* Spinat *m*
épinards *mpl* **en branche** Blattspinat *m*
épluchage *m* Schälen *n*, Putzen *n* (*Gemüse*, *Obst*)
épluche-pommes *m* Apfelschäler *m*

éplucher *v* schälen, putzen *(Gemüse, Obst)*
épluchures *fpl* Schalen *fpl* (*Abfall beim Schälen*)
éponge *f* Schwamm *m*
équeuter *v* entstielen
équilibré ausgeglichen
équipement *m* Ausstattung *f*
équiper *v* ausstatten
ersatz *m s.* succédané
escalope *f* Schnitzel *n*
escalope *f* **à la crème** Rahmschnitzel *n*
escaloper *v in dünne Scheiben schneiden*
escargot *m* Schnecke *f*
espace *m* Raum *m*, Zwischenraum *m*
espace *m* **fumeurs** Raucherbereich *m*
espace *m* **non fumeurs** Nichtraucherbereich *m*
espadon *m* Schwertfisch *m*
essorer *v* schleudern (*Wasser*)
essoreuse *f* **à salade** Salatschleuder *f*
essuie-main(s) *m* Handtuch *m*
essuie-verre(s) *m* Gläser(trocken)-tuch *n*
essuyer *v* etw abtrocknen
estomac *m* Magen *m*
estouffade *f gedünstete Fleischscheibe von Rind, Schwein oder Gans, in Rotweinsoße mit Speck und Schalotten*
esturgeon *m* Stör *m*
étagère *f* Regal *n*
étal *m s.* billot
étaler *v* ausbreiten
étamé verzinkt
étamine *f* Siebtuch *n*, Haarsieb *n*
étendre *v* verteilen, ausbreiten
étêter *v einem Fisch den Kopf abschneiden*
étrille *f* Schwimmkrabbe *f* (*kleiner Meereskrebs*)
étuve *f* Trockenschrank *m*
étuver *v s.* cuire à l'étuvée
évaluation *f* Bewertung *f*, Einschätzung *f*
évaluer *v* bewerten, einschätzen
évaporation *f* Verdunstung *f*
évaporer *v*/(**s'**) verdunsten, verdampfen
évier *m* Ausguss *m*, Spülbecken *n*
exact *s.* précis
extrait *m* Extrakt *m*

F

fabricant *m s.* producteur
fabrication *m s.* production
fabriquer *v s.* confectionner
façonner *v s.* former
faisan *m* Fasan *m*
faisselle *f* Abtropfsieb *n* (*für Frischkäse*)
„fait maison" hausgemacht
fait-tout *m*, **faitout** *m* Universalkochtopf *m* (*groß, hoch, mit Henkeln*)
farce *f* Füllung *f* (*Fleisch, Gemüse, aber nicht Süßwaren*); Brät *n*, Farce *f*
farcir *v* füllen, farcieren
farine *f* Mehl *n*
farine *f* **complète** Vollkornmehl *n*
fariner *v* mit Mehl bestreuen
farineux mehlig, weich kochend (*Kartoffel*)
fauteuil *m* Sessel *m*
faux-filet *m s.* rosbif
fayot *m* Bohnenkern *m* (*weiß, trocken; fam.*)
fécule *f*, **féculent** *m* Stärke *f*
fendre *v* spalten
fenouil *m* Fenchel *m*
fente *f* Spalte *f*
fer *m* **blanc** Weißblech *n*
féra *m sehr wohlschmeckender Fisch aus den franz. Alpenseen* (*ähnlich wie Renke, Felchen u. a.*)
ferme fest, kernig, knackig • **ferme à la coupe** schnittfest
fermentation *f* Gärung *f*, Aufgehen *n* (*Teig*)
fermenter *v* gären, aufgehen (*Teig*); treiben
fermeté *f* Festigkeit *f*
fermeture *f* **annuelle** Jahresurlaub *m*
fermeture *f* **hebdomadaire** Ruhetag *m*
fermier vom Bauernhof kommend
feu *m* Feuer *n*, Flamme *f* • **à feu doux** auf kleiner Flamme, bei schwacher Hitze • **à feu vif** auf großer Flamme • **à petit feu** auf kleiner Flamme, bei schwacher Hitze
feu *m* **nu** Gasflamme *f*
feuille *f* 1. Blatt *n*; 2. *s.* film (alimentaire); 3. kleines Hackbeil
feuille *f* **de laurier** Lorbeerblatt *n*
feuille *f* **de vigne** Weinblatt *n*
feuilletage *m Zubereitung von Blätterteig*
feuilleté *m* Blätterteigstück *n*, Blätterteigkuchen *m*

fève *f* dicke Bohne *f*
fibre *f* Faser *f*
fibreux faserig
ficeler *v* abbinden, mit Bindfaden umwickeln
ficelle *f* Bindfaden *m*, Küchengarn *n*
ficelle *f* **picarde** *überbackene Pfannkuchenrolle, mit gebundener Speck- und Pilzfüllung*
fiel *m* Galle *f*
figue *f* Feige *f*
fil *m* Faden *m* • **sans fil** fadenlos
filet *m* Filet *n*, Lende *f*
filet *m* **mignon** *zartester Teil des Schweine- oder Kalbsfilets*
fileter *v* filetieren, filieren
film *m* (**alimentaire**) Folie *f*, Klarsichtfolie *f*
fin 1. fein, dünn; 2. fein (*Geschmack*)
fine *f erstklassiger Weinbrand*
fine *f* **de claire** Auster *f* aus dem Klärbecken
flageolet *m* Bohnenkern *m* (*klein, weißgrün*)
flamber *v* 1. flambieren; 2. abflämmen (*mit dem Flambierbrenner*)
flamme *f* Flamme *f*, Feuer *n*
flan *m s.* crème renversée
flet *m* Flunder *f*
flétan *m* Heilbutt *m*
fleur *f* 1. Blüte *f*; 2. *Staub, sehr fein gemahlenes Gewürz*
fleur *f* **de cannelle** Zimtblüte *f*
fleur *f* **de sel** *feinstes Meersalz, aus der ersten Kristallisierung in der Saline*
fleur *f* **de violette** Veilchenblüte *f*
fleuron *m kleines Blätterteigstück, nur zur Verzierung von Küchengerichten*
flocon *m* Flocke *f*
foie *m* Leber *f*
foie *m* **gras** Stopfleber *f*
foncé dunkel (*Soße, Gebäck u. a.*)
foncer *v* auslegen • **foncer un moule avec de la pâte** eine Form mit Teig auslegen (*Feinbäckerei*) • **foncer un plat** (**une cocotte etc.**) *einen Topf mit Speck- oder Gemüsescheiben auslegen, bevor z. B. Fleisch darin geschmort wird* (*Küche*)
fond *m* 1. Fond *m* (*Grundbrühe für Soßen und Suppen*); 2. Grund *m*, Boden *m* • **à fond** gründlich
fond *m* **d'artichaut** Artischockenboden *m*
fond *m* **blanc** Sud *m*
fond *m* **déshydraté** *s.* bouillon cube
fondant *m* 1. Fondantmasse *f*; 2. (*für alle Arten von Speisen*) *besonders feine, „auf der Zunge zergehende" Stücke*
fondant *m* **de bœuf** *besonders zartes Rindfleischstück*
fondre *v/*(**faire**) schmelzen, auflösen, zergehen lassen, zerlassen
fondue *f* Fondue *f*
fontaine *f* Mulde *f* (im Mehl)
fonte *f* Gusseisen *n*
forme *f* Form *f* (*Gestalt und Behälter*)
former *v* formen, aufarbeiten
fort *s.* épicé
fouet *m* Quirl *m*, Schneebesen *m*
fouetter *v* aufschlagen, verquirlen
fouler *v* entsaften
four *m* Backofen *m*, Backröhre *f*
four *m* **à micro-ondes** Mikrowellenherd *m*
fourchette *f* Gabel *f*
fourchette *f* **à découper** Tranchiergabel *f*
fourneau *m* 1. Küchenherd *m* (*in großer Küche*); 2. Kochschrank *m*
fourneau *m* **central** freistehender Herd *m*
fourneau *m* **mural** an der Wand stehender Herd *m*
fournir *v s.* approvisionner
fournisseur *m* Lieferant *m* (*Produzent, der nicht unbedingt auch selbst ausliefert*)
fourrer *v* füllen (*Gebäck, Pralinen*)
fragile zerbrechlich
fraîcheur *f* Frische *f*
frais frisch, kühl
fraise *f* 1. Erdbeere *f*; 2. (Kalbs-)Gekröse *n*, Kuttelfleck *m* (*südd.*)
fraise *f* **des bois** Waldeerdbeere *f*
fraiser *v einen Teig intensiv mit dem Handballen kneten*
framboise *f* Himbeere *f*; Himbeergeist *m*
framboisier *m* Himbeertorte *f*
frangipane *f* Mandelcreme *f*
frapper *v s.* rafraîchir
frémir *v* köcheln (*ohne den Siedepunkt zu erreichen*)
frétiller *v* zappeln (*letztes Zucken des noch lebenden Fischs*)
friable krümelig
friandise *f* Süßigkeit *f*
fricandeau *m s.* grenadin
fricassée *m* Frikassee *n* (*gedünstetes Ragout von Kalb oder Geflügel in weißer Soße*)

frire *v*/**faire** fritieren
frisée *f* (Winter-)Endivie *f* (*krausblättrig*)
friteuse *f* Fritüretopf *m*, Friteuse *f*
friture *f* Fritüre *f*
froid kalt
fromage *m* Käse *m*
fromage *m* **blanc** Quark *m*
fromage *m* **de chèvre** Ziegenkäse *m*
fromage *m* **à la coupe** am Stück geschnittener Käse *m*
fromage *m* **fermenté** *Käse, der mit Zusatz von verschiedenen Säuerungssubstanzen, Lab u. dgl. einen Gärungsprozess durchgemacht hat*
fromage *m* **fondu** Schmelzkäse *m*
fromage *m* **frais** Frischkäse *m*
fromage *m* **fumé** Räucherkäse *m*
fromage *m* **à pâte dure** Hartkäse *m*
fromage *m* **à pâte molle** Weichkäse *m*
fromage *m* **de tête** *s.* pâté de tête
froment *m* Weizen *m*
frotter *v* reiben, einreiben
fruit *m* Frucht *f*
fruits *mpl* Obst *n*
fruits *mpl* **candis** glasierte Früchte *fpl*
fruits *mpl* **confits** Belegfrüchte *fpl*
fruits *mpl* **secs** Trockenfrüchte *fpl*
fruits *mpl* **de mer** Meeresfrüchte *fpl*
fruité fruchtig (*Wein*)
fumage *m* Räuchern *n*
fumé geräuchert, Rauch..., Räucher...
fumée *f* Rauch *m*
fumer *v* räuchern
fumet *m* 1. *s.* odeur; 2. *konzentrierte Brühe* (*durchlangsames Auskochen von Fleisch, Fisch, Gemüse*)
fusil *m* **à aiguiser** Wetzstahl *m*

G

galantine *f* Galantine *f* (*manchmal gefüllte kleine Fleischroulade, kalt serviert*)
galette *f 1. rundes, flaches Törtchen; 2. dünner, meist gesalzener Pfannkuchen aus Buchweizenmehl; auch: Fladen*
gant *m* Handschuh *m*
garçon *m* (**de café**), **garçon** *m* (**de restaurant**) *s.* serveur
garde-manger *m* (in der Regel gekühlter) Vorratsraum *m*, Speisekammer *f*
gardon *m* Rotauge *n*, Plötze *f*
garni mit Beilage
garnir *v s.* décorer
garniture *f* Beilage *f*, Einlage *f* (*Suppe*)
gâteau *m* Kuchen *m*, Torte *f*
gâteau *m* **nantais** *Mandelplätzchen aus der Feinbackindustrie in Nantes*
gaufre *f* Waffel *f*
gaufrette *f* Wäffelchen *n*
gaufrier *m* Waffeleisen *n*
gaz *m* **carbonique** Kohlensäure *f* (*Getränke*)
gazeux mit Kohlensäure
gélatine *f* (**en**) **feuille** Blattaspik *m*
gelée *f* Gelee *n*, Sülze *f*, Gallerte *f*, Aspik *m*
gelée *f* **de fruits** Früchtegelee *n*
geler *v* (ein)frieren
gélifiant *m* Geliermittel *n*
gélifier *v* gelieren
genièvre *m* Wacholder *m*, Wacholdergeist *m*
génisse *f* Färse *f*, Jungrind *n* (*weiblich*)
génoise *f* Tortenbiscuit *n*
gentiane *f* Enzian *m*; Enziangeist *m*
germe *m* Keim *m*, Keimling *m*, Sprosse *f*
gésier *m* Fleischmagen *m*, Kaumagen *m* (*Geflügel*)
gibelotte *f* **de lapin** Kaninchenfrikassee *n* (*in Weißweinsoße*)
gibier *m* Wild *n*, Wildbret *n*
gigot *m* Keule *f* (*Lamm, Hammel*)
gigue *f s.* cuissot
gingembre *m* Ingwer *m*
girolle *f* Pfifferling *m*, Eierschwamm *m*,
gîte *m* Rinderkeule *f*
givré *m* vereist
glaçage *m* Glasieren *n*, Glasur *f*
glacé eiskalt
glace *f* 1. Eis *n*; 2. Zuckerguss *m*
glace *f* **pilée** Eisschnee *m*, zerstoßenes Eis
glace *f* **plombières** *Milchspeiseeis mit gehackten kandierten Früchten, „Cassata"*
glace *f* **royale** Eiweißspritzglasur
glace *f* (**de viande**) *sirupartig eingekochter Fleischsaft*
glacer *v* glasieren
glacier *m* Eiscafé *m*, Eisdiele *f*
glaçon *m* Eiswürfel *m*
glisser *v* rutschen
gobelet *m* Becher *m*
gonfler *v* (auf)quellen, quellen lassen
gorger *v* **de/se** sich vollsaugen mit
gougère *f rundes Brandteigstück mit Käseeinlage*

goulache *m*, **goulasch** *m* Gulasch *m*
gourmand *m Person, die gerne gut und viel isst, daher auch in der Bedeutung „Vielfraß“, als Adj. Bezeichnung z. B. für eine Speise oder einen Nachtisch, der als besonders verlockend herausgestellt wird*
gourmet *m* Feinschmecker *m*
gousse *f* Schote *f*, Hülse *f*, Zehe *f*
gousse *f* **d'ail** Knoblauchzehe *f*
goût *m* Geschmack *m*, Geschmacksnote *f* • **avoir le goût de** schmecken nach • **qui a bon goût** schmackhaft
goût *m* **propre** Eigengeschmack *m*
goûter *v* probieren, kosten
goûter *m leichter Nachmittagsimbiss, besonders für Kinder*
goutte *f* Tropfen *m*
goutter *v* tropfen
grain *m* Korn *n*
grain *m* **d'orge** (**mondé**) Graupe *f*
graine *f* Kern *m*, Samen *m*
grainer *v körnig machen, ein körniges Aussehen verleihen*
grains *mpl* **égrugés** *s.* gruau
graisse *f* Fett *n* (*Fleisch*)
graisse *f* **de porc** Schmer *m* (*Nierenfett des Schweins*); Flomen *m*
graisser *v* einfetten (*Backblech, Topf*)
granité *m körniges Fruchtsafteis*
granulé körnig, gekörnt
granuleux klumpig
gras fett, fetthaltig
gras *m s.* graisse
gras-double *m s.* panse
gratin *m mit Käse überbackener Auflauf*
gratin *m* **dauphinois** *mit Sahne, Butter und geriebenem Käse überbackene dünne, rohe, Kartoffelscheiben*
gratiner *v* gratinieren, (mit Käse) überbacken, überkrusten
gratter *v s.* racler
grattoir *m s.* racloir, racleur
gratton *m* Griebe *f*
grenade *f* Granatapfel *m*
grenadin *m* (**de veau**) *kleine, dicke Kalbfleischscheibe aus der Nuss, mit Speckhülle*
grener *v s.* grainer
grès *m* Steingut *m*
grillade *f* 1. Grillgericht *n*; 2. *verschiedenes Grillgut* (*Fleisch, Wurst, Gemüse*)
grille *f* Ablaufgitter *n*
grille-pain *m* Toaster *m*
griller grillen, toasten, rösten
griotte *f* (eine Art) Sauerkirsche *f*
griotte *f* **aigre** Schattenmorelle *f*
griottine *f Soße oder Gebäck aus und mit Sauerkirschen; auch: in leichten alkoholischen Kirschsirup eingelegte Wild-Sauerkirschen, als Beilage*
groin *m* Schweinerüssel *m*
grondin *m* Knurrhahn *m* (*Fisch*)
gros dick, grob
groseille *f* rote Johannisbeere *f*
groseille *f* **à maquereau** Stachelbeere *f*
grosseur *f* Größe *f* • **selon grosseur** je nach Größe
grossier *s.* gros
gruau *m* Schrot *m*
grumeau *m* Klumpen *m*, Klümpchen *n*
grumeleux *s.* granuleux
gruyère *m* Greyerzer *m* (*allgemein: Schweizer Käse*)
guigne *f* (kleine wilde) Kirsche *f*

H

hacher *v* hacken, zerkleinern, wolfen
hacher *v* **menu** klein hacken
hachis *m s.* viande hachée
hachoir *m* (**berceuse**) Wiegemesser *n*
hachoir *m* **mécanique** Fleischwolf *m*
haddock *m* Haddock *m* (*geräuchertes Schellfischfilet*)
hampe *f Rindersteak aus der Querrippe*
hanche *f* Rinderhüfte *f*
hareng *m* Hering *m*
hareng *m* **frais** grüner Hering *m*
hareng *m* **saur** Bückling *m*, Bücking *m*
haricot *m* Bohne *f*
haricot *m* **beurre** Wachsbohne *f*
haricot *m* **blanc** (**sec**) Bohnenkern *m* (*weiß, trocken*)
haricot *m* **princesse** Delikatessbohne *f* (*dünne junge Bohne*)
harissa *m scharfe Würzsoße, für Couscous*
herbe *f* Kraut *n* (*allgemein*)
herbe *f* **aromatique** *s.* aromate
herbes *fpl* **de Provence** *Mischung aus getrockneten Würzkräutern aus der Provence*
hermétique dicht verschlossen
heures *fpl* **d'ouverture** Öffnungszeiten *fpl*

hochepot *m Eintopf mit Schweine-, Rind-, Hammelfleisch und Gemüsen* (*Nordfrankreich*)
homard *m* Hummer *m*
homard *m* **thermidor** *Hummerstücke in der Schale, in Soße aus Fischfond und Weißwein, mit Käse überbacken*
homogène gleichförmig, glatt, gleichmäßig
hors d'œuvre *m* Vorspeise *f*
hotte *f* **d'aspiration** Abzugshaube *f*
huile *f* Öl *n*
huile *f* **de tournesol** Sonnenblumenöl *n*
huiler *v* einölen
huileux ölig
huître *f* Auster *f*
huître *f* **de Marenne** Auster *f (aus Marenne)*
humide feucht
humidifier *v* anfeuchten, befeuchten
humidité *f* Feuchtigkeit *f*
hure *f* 1. Kopfschwarte *f* (*Schwein*); 2. *s.* pâté de tête
hydrate *m* **de carbone** Kohlehydrat *n*

I

île *f* **flottante** *süßer Eischneeklumpen in Vanillesoße*
imbiber *v*/**laisser** tränken
incassable unzerbrechlich
inciser *v s.* entailler
incision *f s.* entaille
incorporer *v* **dans/à qc** beimengen, einrühren, unterziehen
indigeste unverdaulich, schwer verdaulich
indispensable unerlässlich
infuser *v*/**laisser** ziehen lassen (*Tee*)
infusion *f* Aufguss *m*, Kräutertee *m*
ingrédients *mpl* Zutaten *fpl*
inox *m* Edelstahl *m*
inventif einfallsreich

J

jambon *m* Schinken *m*
jambon *m* **des Ardennes** *mit Wacholder ohne Knochen geräucherter Schinken* (*Nordostfrankreich*)
jambon *m* **de Bayonne** *geräucherter roher Knochenschinken aus dem Baskenland*
jambon *m* **blanc** *s.* jambon de Paris
jambon *m* **braisé** Backschinken *m*
jambon *m* **en croûte** *gekochter Schinken im Teigmantel*
jambon *m* **à l'os** Knochenschinken *m*
jambon *m* **de Paris** gekochter Schinken *m*, Kochschinken *m*
jambon *m* **persillé** *gekochter Schinken in Petersilienaspik*
jambonneau *m* Schinkeneisbein *n*
jardinière *f* (**de légumes**) *in Würfel geschnittenes, einzeln gekochtes aber zusammen serviertes frisches Gemüse*
jarret *m* Hachse *f*, Haxe *f*
jatte *f* (breitere) Schüssel *f*
jaune *m* **d'œuf** Eidotter *m*, Eigelb *n*
jésus *m dicke luftgetrocknete Rohwurst*
jet *m s.* coulée
jeter *v* wegwerfen
joue *f* Backe *f*, Wange *f*
julienne *f in dünne Streifen geschnittene Speisebestandteile* (*Gemüse, Pilze, auch Geflügel*)
jumeau *m* Rinderbug *m* (*allgemein*)
jus *m* Saft *m*
juteux saftig

K

kasher koscher
kirsch *m* Kirschwasser *n*
knepfle *m* Spätzle *npl*; Knöpfle *npl* (*südd., meist hausgemachte Teigwaren*); 2. *Markknödel für klare Suppe* (*Elsass*)
kouglof *m*, **kougelhof** Gugelhupf *m*, Napfkuchen *m*
kummel *m* Kümmelschnaps *m*
lac *m* See *m*

L

label *m* **(de qualité)** Gütezeichen *n*, Gütesiegel *n*
Label *m* **Rouge** *einziges offizielles französisches Gütesiegel für landwirtschaftliche Erzeugnisse*

lait *m* Milch *f*
lait *m* **concentré** Kondensmilch *f*
lait *m* **écrémé** Magermilch *f*
lait *m* **entier** Vollmilch *f*
lait *m* **de longue conservation** H-Milch *f*, lang haltbare Milch *f*
lait/petit Molke *f*
lait *m* **en poudre** Milchpulver *n*
lait *m* **tourné** Sauermilch *f*, Dickmilch *f*
lait *m* **upérisé** *s.* lait de longue conservation
laitage *m s.* produit laitier
laitance *f* Milchner *m* (*Fisch*)
laitue *f* Kopfsalat *m*, Lattich *m*
lame *f* Klinge *f*
lamelle *f* Scheibchen *n*
lamproie *f* Neunauge *n*, Lamprette *f* (*Fisch*)
langouste *f* Languste *f*
langoustine *f* Langustine *f*, Hummerkrabbe *f*, Kaisergranat *m*, Scampo *m*
langue *f* Zunge *f*
lanière *f s.* bande
lapin *m* Hauskaninchen *n*
lapin *m* **de garenne** Wildkaninchen *n*
lard *m* Speck *m*
lard *m* **de poitrine** Bauchspeck *m*, durchwachsener Speck *m*
larder *v* spicken
lardoire *f s.* aiguille à larder
lardon *m* Speckwürfel *m*
laurier *m* Lorbeer *m*
lavande *f* Lavendel *m*
laver *v* waschen
lavette *f* Spüllappen *m*
lave-vaisselle *m* Geschirrspülmaschine *f*
léger leicht, locker, dünn
légume *m* Gemüse *n*
légume *m* **sec** Trockengemüse *n*; Hülsenfrüchte *fpl* (*in der Regel*)
lentille *f* Linse *f*
levain *m* Sauerteig *m*
lever *v* aufgehen (*Teig*)
levier *m* Hebel *m*
levure *f* Hefe *f*
levure *f* **chimique, levure** *f* **alsacienne** Backpulver *n*
liaison *f* etw. Gebundenes *n* (*Soße*, *Gemüse*)
liant *m* Bindemittel *n*
lier *v* binden, abbinden, legieren
lie *f* Weinhefe *f*, Weinhefeschnaps *m*
lieu noir *m* Kohlfisch *m*, Köhler *m*
lièvre *m* (Feld-)Hase *m*
limande *f*, **limande-sole** *f* Rotzunge *f*
liqueur *f* Likör *m*
liquide flüssig
liquide *m* Flüssigkeit *f*
liquoreux likörartig (*Wein*)
lisse glatt
lit *m* Bett *n*
lit *m* **de salade** Salatbett *n*
litre *m* Liter *m*
livèche *f* Liebstöckel *m*, Maggikraut *n*
livraison *f* Lieferung *f*
livre *f* Pfund *n*
livrer *v* ausliefern
livreur *m* Lieferant *m* (*der eine Ware ausliefert, die er aber vielleicht nicht selbst produziert*)
local s. du pays
long lang
longe *f* Lendenstück *n* (*Kalb*, *Reh*)
longe *f* **de veau avec rognon** *s.* rognonnade
longueur *f* Länge *f* • **dans le sens de la longueur** der Länge nach
lotte *f* (**de mer**) Seeteufel *m*
louche *f* Schöpflöffel *m*, Schöpfkelle *f*
louche *f* **à écumer** Schaumlöffel *m*, Schaumkelle *f*
louche *f* **perforée** Sieblöffel *m*
loup *m* **de mer** *s.* bar
lourd schwer
lustrer *v* glänzend machen, abglänzen
lyophilisé gefriergetrocknet
lyre *f* Harfe *f* (*Drahtschneider, zum Schneiden von Käse, Gänseleber u. a.*)

M

macaron *m* 1. Makrone *f*; 2. *Auszeichnung von Restaurants durch einen bekannten französischen Hotel- und Restaurantführer: ein, zwei oder drei ‚macarons'*
macédoine *f gemischtes kleingeschnittenes Gemüse oder Obst, kalt oder warm serviert*
macération *f* Beizen *n*, Marinieren *n*
macérer *v*/**faire** einlegen (*Früchte in Zucker oder in Alkohol, Fleisch oder Fisch in Essig, Wein oder Lake*)
mâche *f* Feldsalat *m*, Ackersalat *m*
macis *m* Muskat(nuss)blüte *f*

macreuse *f* Bug *m*, Schulter *f* (*Rind*)
madeleine *m ovales Kleingebäck aus Mandelsandmasse*
magnum *f* Doppelflasche *f* (*150 cl Inhalt*)
magret *m* Brustfilet *n* (*Ente*); Entenbrust *f*
maigre mager
main *f* Hand *f*
main-courante *f* Handlauf *m*
maison hausgemacht, Hausmacher...
maître *m* **d'hôtel** 1. Maître d'hôtel *m*, Oberkellner *m* (*Verantwortlicher für den Service in einem größeren Restaurant*); 2. *bei Speisen: mit Kräuterbutter serviert*
malaxer *v s.* pétrir
manche *m* Stiel *m* (*Pfanne*)
mandoline *f* Gemüsehobel *m* (*für alle Arten feiner Streifen*); Mandoline *f*
manger essen
mangue *f* Mangofrucht *f*
maquereau *m* Makrele *f*
maraîcher *m Produzent von* (*Früh-*)*Gemüse*
marbré *s.* entrelardé
marbré *m eine wie Marmor gesprenkelte feste Creme oder Pastete*
marc *m* Tresterschnaps *m*
marcassin *m* Frischling *m*
marchand de vin *bedeutet bei Fleisch: in Rotweinsoße*
marché *m* Markt *m*
marché *m* **gourmand** *Markt, auf dem kulinarische Erzeugnisse und fertige Speisen angeboten werden*
marché *m* **de gros** Großmarkt *m*
marché *m* **hebdomadaire** Wochenmarkt *m*
Marenne *f*/(**huître de**) Auster *f* (*aus Marenne*)
marengo/(**à la**) *Gericht mit geschmortem Hasen, Kalb oder Geflügel, immer mit Tomaten*
marge *f* **bénéficiaire** Gewinnspanne *f*
marier *v* **avec**/**se** sich verbinden mit, dazu passen
marignan *m kleiner ovaler, mit Schlagsahne gefüllter Hefenapfkuchen*
marinade *f* Marinade *f*, Beize *f*
mariner *v*/**laisser** marinieren, beizen (*Fleisch oder Fisch in Essig, Wein oder Lake einlegen*)
marjolaine *f* Majoran *m*, Oregano *m*
marmelade *f gezuckertes Früchtemus*
marmite *f* (größerer) Kochtopf *m*, Schmortopf *m*
marmite *f* **basculante** Kippkochkessel *m*
marmiton *m* Küchenjunge *m*
marquise *f* (**au chocolat**) *geeiste Schokoladenmousse mit Vanillesoße und Schlagsahne*
marron *m s.* châtaigne
marron *m* **glacé** kandierte Kastanie *f*
massepain *m* Marzipanteig *m*, Marzipan *n*
matelote *f Ragout mit Süßwasserfischen, manchmal auch mit Kalbfleisch, in Soße aus Wein, Speckwürfeln und Zwiebeln*
matière *f* **grasse** Fett *n* (*allgemein*); Fettanteil *m*, Fettbestandteil *m*
maturation *f* Reifung *f* (*Fleisch*)
maturer *v*/**laisser** reifen (lassen), abhängen (*Fleisch*)
maturité *f* Reife *f*
méchoui *m Hammelspießbraten, auf nordafrikanische Art*
médaillon *m* **de veau** *s.* mignon de veau
mélange *m* Mischung *f*
mélanger *v*, **mêler** *v* mischen, vermengen, verrühren
ménagère *f* Besteckkasten *m*
mendiant(s) *m(pl) Dessert aus vier verschiedenen Trockenfrüchten, z. B. Mandeln, Rosinen, Haselnüsse und Feigen*
menthe *f* Pfefferminze *f*, Pfefferminztee *m*
menu klein, mittelfein
menu *m* 1. Menü *n*, Speisefolge *f*; 2. Speisekarte *f*
menu *m* **ouvrier** *einfaches Menü für Berufstätige* (*vergleichbar mit „Stammgericht"*)
mer *f* Meer *n*, See *f*
merguez *f mit rotem Paprika gewürzte Würstchen aus Rind- und Hammelfleisch*
meringue *f* Meringe *f*, Baiser *m*
meringué *mit Baiserschaum überbacken*
merlan *m* Wittling *m* (*Fisch*)
merlu *m*, **merluche** *f s.* colin
mesclin *m*, **mesclun** *m Mischung verschiedener Salatsorten* (*z. B. Kopfsalat und Löwenzahn, Endivie und Eichblatt u. a.*)
mesure *f* Maß *n* • **sur mesure** nach Maß
mesurer *v* messen
mets *m s.* plat

mettre *v* **à dégorger** einweichen, wässern
mettre *v* **au four** *s.* enfourner
mettre *v* **en forme** *s.* former, façonner
mettre *v* **en purée** *s.* réduire en purée
mettre *v* **la table** den Tisch decken
meule *f* Laib *m* (*Käse*)
meurette *f Soße aus Rotwein, Speckwürfeln und Zwiebeln; auch verschiedenes Fleisch oder Eier in dieser Soße*
mi-amer halbbitter
miche *f* Laib *m* (*Brot*)
mie *f* (**de pain**) (Brot-)Krume *f*
miel *m* Honig *m*
miette *f* Krümel *m*
mignon *m* **de veau** Kalbsmedaillon *n*
mijoter *v*/(**laisser**) auf kleiner Flamme kochen, bei schwacher Hitze kochen, köcheln lassen
milieu *m* Mitte *f*
millefeuille *m dünn ausgerollte, aufeinander gelegte Blätterteigscheiben, dazwischen Vanillecreme und Zuckerguss oder Fondant*
millésime *m* Jahrgang *m* (*Wein*)
millésimé mit Jahrgangsangabe
mince dünn
minuteur *m* Küchenwecker *m*, Zeituhr *f*
minutieux sorgfältig
mirepoix *m in Butter mit Schinken und Speck gedünstete Gemüsewürfel, auch als Soßengrundlage*
miroton *m* **de bœuf** *Rindsragout in Zwiebelsoße*
mitonner *v s.* mijoter (laisser)
module *m* Model *m*
moelle *f* Knochenmark *n*
moelleux 1. mürbe, weich; 2. edelsüß (*Wein*)
moisir *v* schimmeln
moisissure *f* Schimmel *m*
moitié *f* Hälfte *f*
mollet weich gekocht (*Ei*)
monder *v* schälen (*Mandeln*)
monter *v* schaumig schlagen, aufschlagen
morceau *m* Stück *n*
morille *f* Morchel *f*
mortier *m* Mörser *m*
morue (**séchée**) *f* getrockneter Kabeljau *m*, getrockneter Schellfisch *m*, Stockfisch *m*
motte *f* (großer) Klumpen *m* (*z. B. Butter*)
mou weich
mou *m* Lunge *f* (*von Schlachttieren*)
moucheter *v* sprenkeln, tüpfeln
mouclade *f Miesmuscheln in Sahne-Weinsoße mit Petersilie und Eigelb, manchmal mit Curry*
moudre *v* mahlen
moufle *f* Fäustling *m*
mouille *f* Wamme *f* (*Schwein*)
mouiller *v* aufgießen
moule *f* Miesmuschel *f*
moule *m* Form *f* (*Gefäß*)
moule *f* **de bouchot** *kleine, im Muschelgarten gezüchtete Miesmuschel*
moule *m* **à charnière** (**et à fond mobile**) Springform *f*
moule *m* **à jambon** Schinkenform *f*
moule *m* **à soufflé** Auflaufform *f*
mouler *v* in eine Form bringen
moulière *f s.* bouchot
moulin *m* Mühle *f*
moulin *f* **à râper** Reibemühle *f*
moulinage *m* Passieren *n*
mouliné gemahlen (*in einer kleinen Handmühle*)
mouliner *v* zermahlen
moulinette *f* kleine Handmühle *f*
mousse *f* Schaum *m*, Schaummasse *f*, Mousse *f*
mousse *f* **de foie** *s.* crème de foie
mousse *f* **glacée** Halbgefrorenes *n*
mousser *v* schäumen
mousser *v*/**faire** aufschlagen, schaumig schlagen
mousseux schaumig
mousseux *m*/**vin** *s.* vin pétillant
mousseline *f Schaummasse, süß oder gesalzen*
mousseron *m Name für verschiedene Arten von Speisepilzen*
moutarde *f* Senf *m*
moutarde *f* **à l'ancienne** *Senf nach altem Rezept, meist mit ganzen Senfkörnern*
moutardé mit Senf versetzt
moutardier *m* Senfbehälter *m*
mouton *m* Hammel *m*, Hammelfleisch *n*
mouton *m* **de pré-salé** Salzwiesenlamm *n*
moyen Mittel…, mittel…
mulet *m* 1. Äsche *f* (*Süßwasser*); Meeräsche *f* (*Salzwasser*); 2. Maultier *n*
mûr reif, abgelagert, abgehangen
mûre *f* 1. Brombeere *f*, Brombeerlikör *m*; 2. Maulbeere *f*

mûrir *v s.* maturer/laisser
museau *m* Maul *n*
museau *m* **de bœuf** Ochsenmaul *n*, Ochsengaumen *m*
museau *m* (**de bœuf**) **à la vinaigrette** Ochsenmaulsalat *m*
museau *m* **de porc** *s.* pâté de tête
myrtille *f* Heidelbeere *f*, Blaubeere *f*
mystère *m Vanilleeis mit Mandelzuckerkruste*

N

nage *f*/**à la** im Sud gekocht (*Krustentiere*)
nageoire *f* Flosse *f*
nappage *m* Übergießen *n*, Überziehen *n*
nappe *f* Tischtuch *n*
napper *v* übergießen
napperon *m* kleines Dekordeckchen *n*
nature *im natürlichen Zustand, unbearbeitet, ungekocht, ohne Soße*
naturel natürlich
navarin *m Hammel- oder Lammragout mit Kartoffeln und weißen Rübchen*
navet *m* Rübchen *n* (*weiß, violett*)
nécessaire notwendig, nötig
nécessité *f* Notwendigkeit *f*
neige *f* Schnee *m* (*Ei*)
nettoyage *m* Reinigung *f*
nettoyer *v* reinigen, putzen
nid *m* Nest *n*
nocif schädlich
noisette *f* Haselnuss *f*
noix *f* Nuss *f*, Walnuss *f*
noix *f* **de beurre** *nussgroßes Stück Butter*
noix *f* **de muscade** Muskatnuss *f*
noix *f* **de St. Jacques** *weißes Muschelfleisch der Jakobsmuschel, „Jakobsnuss"*
noix *f* **pâtissière** Kalbsnuss *f*
note *f* Rechnung *f* (*Hotel*)
noter *v* notieren, aufschreiben
nougat *m* (**de Montélimar**) *härtere Zuckermasse mit Haselnüssen und kandierten Früchten* (*ursprünglich Spezialität aus Montélimar*)
nougatine *f eine Art Krokant* (*Masse aus Zucker und Mandeln*)
nouille *f* Nudel *f*
noyau *m* Stein *m* (*Obst*)

O

odeur *f* Geruch *m*
œuf *m* Ei *n*
œuf *m* **brouillé** Rührei *n*
œuf *m* **à la coque** weiches Ei *n*
œuf *m* (**en**) **meurette** *hartgekochtes Ei in Rotweinsoße*
œuf *m* **mimosa** *gefülltes hartes Ei*
œuf *m* **mollet** wachsweiches Ei *n*
œuf *m* **poché** verlorenes Ei *n*
œuf *m* **sur le plat** Spiegelei *n*, Setzei *n*, Ochsenauge *n*
œufs *mpl* **de poisson** Rogen *m*
oie *f* Gans *f*
oignon *m* Zwiebel *f*
oignon *m* **blanc** Frühlingszwiebel *f*
oignon *m* **blanc/petit** Perlzwiebel *f*
oignon *m* **jaune, oignon-légume** *m* Gemüsezwiebel *f*
oiseau *m* Vogel *m*
oiseau *m* **sans tête** *s.* paupiette
omble *m* (**chevalier**) Saibling *m*
omelette *f* **norvégienne** *Vanilleeis mit Baisermasse sehr schnell im Ofen überbacken, dann flambiert*
onctueux sämig
onglet *m Beefsteakstück aus der Zwerchfellmuskulatur des Rindes*
orange *f* Orange *f*, Apfelsine *f*
orange *f* **amère** Pomeranze *f*
orange *f* **givrée** *Orangensorbet in der Schale serviert*
ordinaire einfach, gewöhnlich
oreille *f* 1. Ohr *n*; 2. *kleiner Handgriff* (*z. B. an einem Pfännchen*)
oreillon *m Hälfte einer größeren Steinfrucht* (*Aprikose, Pfirsich*)
orge *f* Gerste *f*
origan *m s.* marjolaine
origine *f* Herkunft *f*
os *m* Knochen *m*
os *m* **à moelle** Markknochen *m*
oseille *f* Sauerampfer *m*
osseux knochig
oursin *m* Seeigel *m*
ouvre-boîte *m* Dosenöffner *m*
ouvre-bouteille *m* Flaschenöffner *m*
ouvrir *v* öffnen

P

paille *f* Strohhalm *n*, Trinkhalm *m*
pain *m* Brot *n*
pain *m* **azyme** Matze *f*
pain *m* **bis** *s.* pain gris
pain *m* **brioche, pain** *m* **brioché** Hefebrot *n* (*Laib, Kugel, Zopf u. a.*)
pain *m* **de campagne** Bauernbrot *n*, Landbrot *n*
pain *m* **complet** Vollkornbrot *n*
pain *m* **d'épices** Lebkuchen *m*, Pfefferkuchen *m*
pain *m* **gris** Graubrot *n*
pain *m* **de mie** Toastbrot *n*
pain *m* **perdu** Armer Ritter *m*
pain *m* **aux raisins** Schneckennudel *f* (*in Frankreich meist mit Puddingcreme*)
pain *m* **viennois** *Süßbrot*
paire *f* Paar *n*
palet *m würzig aromatisiertes trockenes Biskuitgebäck*
palmier *m* Schweinsohr *n* (*Gebäck*)
palourde *f* (braune) Venusmuschel *f*
pamplemousse *f* Pampelmuse *f*, Grapefruit *f*
panaché *m 1. eine gemischte Zusammenstellung, z. B. verschiedene Schinkensorten: panaché de jambons u. a.; 2. Bier mit Limonade* (*Radlermaß, Alsterwasser u. a.*)
panade *f* 1. Panade *f* (*Soßen- und Füllungsgrundlage mit Mehl*); 2. *Brotsuppe, mit Butter, manchmal mit Eigelb legiert* (*Südfrankreich*)
paner *v* panieren
panier *m* Korb *m*
panne *f* **de porc** *s.* graisse de porc
panse *f* Pansen *m* (*in Frankreich meist gerollt und gekocht zubereitet*)
pantalon *m* Hose *f*
papier *m* Papier *n*
papier-aluminium *f* Alufolie *f*
papier-cuisine *m* Küchenpapier *n*, Küchenkrepp *n*
papier-cuisson *m s.* papier sulfurisé
papier *m* **filtrant, papier-filtre** *m* Filterpapier *n*, Papierfilter *m*
papier sulfurisé *m* Backpapier *n*
papillote *f Papierrosette* (*z. B. zum Servieren einer Keule*) • **en papillote** *in gefalteter Alufolie oder Backpapier gekocht oder gebacken*
parer *v* 1. *s.* décorer; 2. putzen, sauber zuschneiden, reinigen (*Obst, Gemüse, Fleisch*)
paré bratfertig, kochfertig
parfum *m* 1. Duft *m*, Aroma *n*, Geruch *m*; 2. Geschmack *m* (*Speiseeis*)
parfumer *v mit bestimmtem Duft oder Geschmack versehen*
Paris-Brest *m mit Mandelcreme gefüllter Kranz aus Brandteig, mit Mandelsplittern bestreut*
parmentier *m Mischung von Kartoffelpuree und Hackfleisch, wie ein Auflauf überbacken*
parsemer *v* **de qc** *s.* saupoudrer de qc
part *f*, **partie** *f* Teil *m*
parure(s) *f(pl)* Abfall *m*, Abfälle *mpl* (*beim Parieren von Fleisch oder Fisch; noch zu verwenden*)
passe *m*, **passe-plat(s)** *m* Durchreiche *f* (*für Gerichte*); Passe *n*
passer *v* 1. (über)geben, durchreichen (*von der Küche zum Office oder Saal*); 2. abseihen, durchseihen, passieren
passer *v* **au chalumeau** abflämmen
passer *v* **au tamis** *s.* tamiser
passoire *f* Durchschlag *m*, Seiher *m*
pastèque *f* Wassermelone *f*
patate *f* Süßkartoffel *f*
pâte *f* 1. Teig *m*; 2. *s.* chair à saucisse
pâte *f* **d'amandes** *s.* massepain
pâte *f* **briochée** *s.* pâte levée
pâte *f* **brisée** *s.* pâte sablée
pâte *f* **feuilletée** Blätterteig *m*
pâte *f* **à chou** Brandteig *m*;
pâte *f* **de fruits** Geleefrucht *f*
pâte *f* **levée** Hefeteig *m*
pâte *f* **sablée** Mürbeteig *m*
pâté *m* Pastete *f*, Terrine *f*
pâté *m* **de campagne** *einfache Pastete nach ländlicher Art*
pâté *m* **en croûte** Pastete im Teigmantel *m*
pâté *m* **de foie gras** Stopfleberpastete *f* (*Ente, Gans*)
pâté *m* **de tête** Presssack *m*, Presskopf *m*, Schwartenmagen *m*, Schweinskopfsülze *f*
pâtes *fpl* (**alimentaires**) Teigwaren *fpl*
pâtisserie *f* feine Backware *f*, Konditoreiware *f*, Gebäck *n*
pâtisserie *f* **pur beurre** Buttergebäck *n*
pâtissier *m* Konditor *m*
pâtisson *m* Melonenkürbis *m*

paupiette *f* Fleischvogel *m*, (kleine) Roulade *f*
pavé *m dickes, rechteckig oder würfelförmig zugeschnittenes Stück Fleisch oder Fisch*
pavot *m* Mohn *m*
pays *m* Land *m* • **du pays** einheimisch
peau *f* Haut *f*
pêche *f* 1. Pfirsich *m*; 2. Fischfang *m* • **pêche melba** *pochierter Pfirsich auf Vanilleeis, mit Fruchtmark überzogen*
pêcher *v* fischen
pêcheur *m* Fischer *m*
peler *v s.* éplucher
pelle *f* Schaufel *f*
pelle *f* **à écumer** *s.* louche à écumer
pelle *f* **à gâteau** Tortenheber *m*
pelle *f* **à poisson** Fischheber *m*
pelure *f* Schale *f*
pépin *m* Kern *m* (*Obst*)
pépite *f* Streusel *m*
pépite *f* **de chocolat** Schokoladestreusel *m*
perche *f* (Süßwasser-)Barsch *m*, Kretzer *m*, Eglifisch *m*
percolateur *m* (Dampf-)Kaffeemaschine *f*
perdre *v* verlieren
perdreau *m* junges Rebhuhn *n*
perdrix *f* 1. Rebhuhn *n*; 2. Nussschinken *m* (*vom Schwein, gesalzen und geräuchert*)
périssable verderblich
persil *m* Petersilie *f*
persillade *f fein gehackte Petersilie zum Würzen*
persillade *f* **de bœuf** *Rindfleischsalat mit Petersilie und Knoblauch*
persillé 1. mit Petersilie bedeckt, mit Petersilie zubereitet; 2. *s.* entrelardé
personnel *m* **de cuisine** *s.* brigade de cuisine
perte *f* Verlust *m*
pesage *m* Wiegen *n*
peser *v* wiegen
pèse-sirop *m* Sirupwaage *f*
pétillant *m*/**vin** Schaumwein *m* (*außer Champagner*); Sekt *m*
petit-beurre *m* Butterkeks *m*
petit-déjeuner *m* Frühstück *n*
petit pain *m* Brötchen *n*, Semmel *f*, Weck(en) *m*, Schrippe *f*
petit pois *m* Erbse *f*
petit pois *m* **sec** Trockenerbse *f*
petit salé *m gepökelte Brustspitze vom Schwein, gekocht oder roh serviert*
petits fours *mpl* Kleinstgebäck *n*
pétoncle *f* Kammmuschel *f*, Meermandel *f*
pétrir *v* kneten, durchkneten
piano *m Gesamtkombination von Herd-, Hitze- und Warmhalteeinrichtungen in einer größeren Küche*
pichet *m* kleiner Krug *m*
pichet *m* **isotherme** Isolierkanne *f*
pièce *f* 1. Stück *n*; 2. Raum *m*
pièce *f* **montée** *pyramidenförmiger Aufbau aus gefüllten, mit Karamell verbundenen Kugeln aus Brandteig*
pied *m* Fuß *m*
pied *m* **de porc** Schweinsfuß *m*
pigeon *m* Taube *f*
pignon *m* Pinienkern *m*
piler *v* concasser
pilon *m s.* poussoir
piment *m* **de Cayenne** Cayennepfeffer *m*
piment *m* **doux** Piment *m*(*n*), Pfefferschote *f* (*mild*)
pimenté scharf gewürzt
pince *f* Zange *f*
pinceau *m* Pinsel *m*
pincée *f* Prise *f*
pintade *f* Perlhuhn *n*
piquant *s.* épicé
pique *f* **à paupiette** Rouladennadel *f*
piquer *v* 1. aufspießen, stechen; 2. spicken
pis *m* Euter *n*
pissenlit *m* Löwenzahn *m*
pistache *f* Pistazie *f*
pithiviers *m Blätterteigkuchen mit Marzipanfüllung, sonnenähnlich verziert; auch: Blätterteighülle z. B. für geschnetzelte Innereien, Schnecken u. a.*
placard *m* Wandschrank *m*
plaindre *v*/**se** sich beschweren
planche *f* Brett *n*
planche *f* **à découper** Tranchierbrett *n*
planchette *f* Brettchen *n*
plaque *f* Platte *f*, Backblech *n*, Kuchenblech *n*
plaque *f* **chauffante** *s.* chauffe-plat
plaque *f* **coup de feu** Glühplatte *f*
plat flach
plat *m* 1. Gang *m*, Gericht *n*, Speise *f*; 2. Platte *f* (*Geschirr*)
plat *m* **garni** Fleischgericht *n* mit Beilagen
plat *m* **du jour** Tagesgericht *n*

plat *m* **principal** Hauptgang *m*, Hauptgericht *n*
plat *m* **sucré** *s.* entremets
plateau *m* Tablett *n*
plateau *m* **de fromages** Käseplatte *f*
pleurote *f* Austernpilz *m*
plie *f s.* carrelet
plombière *f eine Art Fürst-Pückler-Eis*
plonge *f* 1. Geschirrspülen *n* (*Tätigkeit*); 2. Geschirrspülraum *m*
plonger *v* eintauchen
plongeur *m* Geschirrspüler *m* (*Person*)
plume *f* Feder *f*
plumer *v* rupfen (*Geflügel*)
poche *f* **à décor** Dressierbeutel *m*
poche *f* **à douille** Spritztüte *f*
pocher *v* pochieren, garziehen
poêle *f* Pfanne *f*, Bratpfanne *f*
poêlée *f* eine Pfanne voll
poêler *v* in der Pfanne zubereiten
poêlon *m* Pfännchen *n*
poids *m* Gewicht *n* • **selon poids (s. p.)** nach Gewicht
poignée *f* 1. Handgriff *m*; 2. eine Hand voll
point/à „medium" gebraten (*innen rosa*)
point *m* **de congélation** Gefrierpunkt *m*
point *m* **d'ébullition** Siedepunkt *m*
pointe *f* 1. Spitze *f*; 2. Messerspitze *f* (*sehr kleine Menge*)
poire *f* Birne *f*, Birnengeist *m*
poire *f* **Belle-Hélène** *Birne mit Vanilleeis und Schokoladensoße*; *„Helenenbirne"*
poiré *m* Birnenwein *m*
poireau *m* Lauch *m*, Porree *m*
pois *m* **cassé** kleine halbe Trockenerbse *f*
pois *m* **chiche** Kichererbse *f*
pois *m* **gourmand** Zuckerschote *f*, Kaiserschote *f*
poisson *m* Fisch *m*
poissonnier *m* 1. Fischkoch *m*; 2. Fischhändler *m*
poissonnière *f* Fischkessel *m*
poitrine *f* 1. Brust *f* (*allgemein*); 2. Bauch *m*, Wamme *f* (*Schwein*)
poivre *m* Pfeffer *m* (*Gewürz*)
poivrer *v* pfeffern
poivrier *m* Pfefferstreuer *m*
poivron *m* Gemüsepaprika *m*, Gemüsepaprikaschote *f*
poli höflich
politesse *f* Höflichkeit *f*
pomélo *m s.* pamplemousse
pomme *f* Apfel *m*
pomme *f* **au four** Backapfel *m*, Bratapfel *m*
pomme *f* **de terre** Kartoffel *f*
pomme *f* **de terre à l'anglaise** Salzkartoffel *f*
pomme *f* **de terre rissolée** *s.* pomme de terre sautée
pomme *f* **de terre en robe des champs** Pellkartoffel *f*
pomme *f* **de terre sautée** Bratkartoffel *f*
pomme *f* **vapeur** Dampfkartoffel *f*
pommes *fpl* **allumettes** Streichholzkartoffeln *fpl*
pommes *fpl* **dauphine** Kartoffelkroketten *fpl*
pommes *fpl* **frites** Pommes *fpl* frites, Fritten *fpl*
pommes *fpl* **mousseline** *sehr leichtes, schaumiges Kartoffelpüree*
porc *m* Schwein *n*, Schweinefleisch *n* • **...de porc** Schweine..., Schweins..., vom Schwein
porcelaine *f* Porzellan *n*
porcelet *m* Jungschwein *n*
porcin Schweine..., Schweins..., vom Schwein
porte-cuiller *m* Löffelhalter *m*
porte-savon *m* Seifenhalter *m*
porter *v* **à ébullition** zum Sieden bringen, aufkochen
pot *m s.* casserole
potage *m* Suppe *f* (*gebunden*)
pot-au-feu *m* Suppenfleisch *n* (*Rind*); *auch: Eintopf aus gekochtem Suppenfleisch und Gemüse*
potée *f Eintopf aus Fleisch, Wurst und Gemüse* (*Brühe meist getrennt serviert*)
potiron *m* großer Gemüsekürbis *m*
poubelle *f* Mülleimer *m*, Mülltonne *f*
poudre *f* Pulver *n* • **en poudre** gemahlen
poudreuse *f s.* saupoudreuse
poularde *f* Masthuhn *n*, Poularde *f*
poule *f* Huhn *n*, Henne *f*
poule *f* **au pot** *in Wasser gekochtes Suppenhuhn*; *Eintopf mit Hühnerbrühe, Hühnerfleisch und Gemüse* (*vgl. waterzooi*)
poulet *m* Hähnchen *n*, Hühnchen *n*
poulet *m* **fermier, poulet** *m* **de grain** *Hähnchen vom Land, das nur mit Getreide gefüttert wurde*
poulet *m* **au Riesling** *Hähnchenstücke, in heller Rieslingsoße mit Pilzen, Speckwürfeln, Perlzwiebeln* (*vgl. coq au vin*)

poulet *m* **rôti** Brathähnchen *n*, Brathühnchen *n*
pourboire *m* Trinkgeld *n*
pourrir *v* verfaulen
pousse *f* 1. Sprosse *f*; 2. *s.* fermentation
pousser *v* 1. wachsen; 2. *s.* fermenter; 3. drücken, schieben
poussin *m* **de grain** Stubenküken *n* (*ca. 300 g schwer*)
poussoir *m* Stössel *m*, Stampfer *m*
praire *f* (warzige) Venusmuschel *f*
praline *f Trockenfrucht mit karamellisiertem Zucker umhüllt*
praliné *m Masse mit Trockenfrüchten und Zucker* (*halb-halb*)
praliner *v Zucker bräunen*, *Zucker schmelzen*
préchauffer *v* vorheizen
précis genau
précision *f* Genauigkeit *f*
précuit vorgebacken, vorgekocht
préparatifs *mpl* vorbereitende Arbeiten *fpl*
préparation *f* Vorbereitung *f*, Zubereitung *f*
préparer *v* vorbereiten, bereitstellen
presser *v* drücken, pressen
pression *f* Druck *m*
présure *f* Lab *n*
prêt fertig
primeurs *mpl* Frühgemüse *n*
printanier *s.* à la printanière
printanière/à la *mit Frühgemüse als Beilage*
prise *f* **de couleur** *s.* coloration
prix *m* Preis *m*
prix *m* **de revient** Selbstkostenpreis *m*
producteur *m* Hersteller *m*
production *f* Herstellung *f*
produire *v s.* confectionner
produit *m* Erzeugnis *n*
produit *m* **de conservation** Konservierungsmittel *n*
produit *m* **laitier** Milchprodukt *n*
profiterole *f Windbeutel mit Cremefüllung, auch salzig z. B. mit Gemüsepüree gefüllt*
progressivement nach und nach
prolongation *f* Verlängerung *f* (*Zeitdauer*)
prolonger *v* verlängern (*Zeitdauer*)
prononcé ausgeprägt (*Geschmack*, *Geruch*)
propre sauber
propreté *f* Sauberkeit *f*
propriété *f* Eigenschaft *f*
protégé geschützt
prune *f* Pflaume *f*
pruneau *m* Backpflaume *f*, Dörrpflaume *f*
prunelle *f* Schlehe *f*, Schlehengeist *m*, Schlehenlikör *m*
pulpe *f* Fruchtfleisch *n*
pur rein, unverdünnt
purée *f* Püree *n*, Brei *m* • **mettre en purée** pürieren
purée *f* **de fruits** Fruchtmark *n*

Q

qualité *f* Qualität *f*
quantité *f* Menge *f*
quart *m*, **quartier** *m* Viertel *n*
quatre-quarts *m Sandkuchen*; *aus vier gleichen Teilen Mehl*, *Butter*, *Eier und Zucker*
quenelle *f* längliches Klößchen *n*
quetsche *f* Zwetschge *f*
queue *f* 1. Schwanz *m*; 2. *s.* manche
quiche *f Mürbeteigboden mit Fleisch-*, *Gemüse- oder Käsebelag*
quiche *f* **lorraine** Lothringer Speckkuchen *m*

R

râble *m* Rücken *m*, Rückenstück *n* (*Hase*, *Kaninchen*)
rabot *m* Hobel *m*
raboter *v* hobeln
racler *v* schaben
raclette *f* 1. Schaber *m*; 2. Raclette *f* (*geschmolzener Käse*, *der nach dem Erhitzen von einem größeren Stück abgeschabt wird und den man auf Fleisch-*, *Kartoffel- oder Gemüsestückchen isst*)
racleur *m*, **racloir** *m* Schaber *m*, Teigschaber *m*
radis *m* Rettich *m*
radis *m* **/petit** Radieschen *n*
rafraîchir *v* kühlen, kalt stellen, abschrecken
raidir *v Fleisch oder Fisch in der Pfanne erhitzen*, *ohne zu bräunen*

raie *f* 1. Streifen *m* (*eingeritzt, eingeschnitten*); 2. Rochen *m*
raifort *m* Meerrettich *m*, Kren *m* (*südd., österr.*)
raisin *m* (Wein-)Traube *f*
raisin *m* **sec** Sultanine *f*, Rosine *f*
rallonge *f* Verlängerung *f* (*z. B. Tisch*)
rallonge *f*/**fil de** Verlängerungskabel *n*
rallonger *v* verlängern (*z. B. Tisch*)
ramasse-miettes *m* Tischfeger *m*
ramequin *m* (Portionen-)Schälchen *n*
ramier *m* Ringeltaube *f*
ramollir *v*/**se** weich werden
rance ranzig
râpe *f* Reibe *f*, Raspel *f*
râpe-citron *m* Zitronenschaber *m*
râper *v* raspeln, (ab)reiben
rascasse *f* Rascasse *f*, Drachenkopf *m*
rascasse *f* **du nord** *s.* sébaste
rassir *v*/(**faire**) *s.* maturer/laisser
rassis altbacken (*Brot*)
ratatouille *f Gemüseeintopf mit Auberginen, Zucchini, Paprikaschoten, Tomaten*
rate *f* Milz *f*
rave *f s.* betterave
ravigote *f*/**sauce** *Soße mit Kapern, Schalotten, Kräutern und Essig oder Weißwein*
raviole *f* großer Ravioli *m*
recette *f* Rezept *n*
réchaud *m* 1. *s.* chauffe-plat; 2. Rechaud *m*
réchauffer *v s.* chauffer
recommandation *f* Empfehlung *f*
recommander *v* empfehlen
récipient *m* Behälter *m*
réclamation *f* Beanstandung *f*, Beschwerde *f*
réclamer qc *v* etw beanstanden
recouvrir *v* bedecken
récupérer *v s.* réutiliser
réduction *f eingedicktes Konzentrat*
réduire *v*/**faire** einkochen, eindicken
réduire *v* **en purée** pürieren
réfractaire feuerfest, hitzebeständig
réfrigérant *m* Kältemaschine *f*
réfrigérateur *m* Kühlschrank *m*
réfrigération *f* Kühlung *f*, Kühlverfahren *n*
réfrigérer *v* sehr stark kühlen (*an der Gefriergrenze*)
refroidir *v*/(**laisser**) abkühlen (lassen), erkalten (lassen)
régime *m* Diät *f*
région *f*/**de la** aus der Gegend
réglementation *f s.* directive
réglementation *f* **des mesures d'hygiène** Hygieneverordnung *f*
réglementer *v* vorschreiben
régulateur *m* **de brunissage** Bräunungsregler *m*
rehausseur *m* **d'arôme** Geschmacksverstärker *m*
reine-claude *f* Reneklode *f*, Reineclaude *f* (*gelbe Pflaume*)
relevé *s.* épicé
remplacer *v* ersetzen
remplir *v* füllen (*allgemein*)
remuant régulièrement/en unter ständigem Rühren
remuer *v* rühren, umrühren, durchrühren
renverser *v* verschütten
répartir *v* verteilen
repas *m* Essen *n*, Mahlzeit *f*
repas *m* **ouvrier** *s.* menu ouvrier
reposer *v*/(**laisser**) stehen lassen, ruhen lassen
requin-taupe *m* Heringshai *m*, Kalbfisch *m*
réservation *f* Reservierung *f*
réserver *v* reservieren
résistant widerstandsfähig
résistant à la chaleur *s.* réfractaire
retenir *v* **une table** einen Tisch bestellen, einen Tisch reservieren
retirer *v* wegnehmen, entfernen, entziehen • **retirer du feu** vom Feuer nehmen
réutiliser *v* wiederverwerten
réveillon *m große festliche Mahlzeit in der Weihnachts- oder Neujahrsnacht*
revenir *v*/**faire** *s.* roussir
revêtement *m* **anti-adhésif** Antihaftbelag *m*
rhubarbe *f* Rhabarber *m*
rhum *m* Rum *m*
rigole *f* Ablaufrinne *f* (*am Zerlegbrett*)
rillettes *fpl streichfähiges Schmalzfleisch; auch mit fettem Enten- oder Gänsefleisch*
rillon *m Stück von in Schmalz gebackenem Schweinebauch mit Schwarte* (*Touraine, Anjou*)
rinçage *m* Ausspülen *n*, Spülen *n*
rince-doigts *m* Fingerschale *f*
rincer *v* ausspülen, spülen
ris *m* Bries *n*
rissole *f Teigtasche, mit Fleisch- oder Champignonwürfeln oder Meeresfrüch-*

ten, süß auch mit Kompott oder Marmelade gefüllt
rissoler *v s.* roussir
riz *m* Reis *m*
riz *m* **au lait** Milchreis *m*, Reisbrei *m*
robinet *m* Wasserhahn *m*
rocher *m Kugel aus mit Schokolade überzogener Pralinémasse*
rognon *m* Niere *f*
rognonnade *f* Kalbsnierenbraten *m*
rognures *fpl* Fleischabfälle *mpl* (*nicht mehr zu verwenden, im Gegensatz zu ‚parures'*)
romarin *m* Rosmarin *m*
rompre *v s.* casser
rond rund
rondelle *f* rundes Scheibchen *n*
roquette *f* Rauke *f*, Ruccola *f* (*im Deutschen häufig mit dem italienischen Wort*)
rosbif *m* Roastbeef *n*
rosette *f* (dicke) Schinkenplockwurst *f*
rôti *m* Braten *m*
rôti *m* **ficelé** Rollbraten *m*
rôti *m* **mariné** Sauerbraten *m*
rôtir *v* scharf anbraten, braten
rôtisserie *m* Grillrestaurant *n*
rôtissoire *f* Bräter *m*, Bratenröster *m*
rouget *m* Rotbarbe *f*
rouille *f mit scharfem rotem Paprikapfeffer und Knoblauch gewürzte Mayonnaise*
roulade *f* Roulade *f*, Fleischvogel *m*
roulade *f* **de jambon** Bierschinken *m*
roulé *m gerolltes Teig-, Fleisch- oder Schinkenstück*
rouleau *m* Karierholz *n*, Walze *f*, Rolle *f*
rouleau *m* **cannelé** Riefholz *n*, Rillenwalze *f*
rouleau *m* **à pâte, rouleau** *m* **à pâtisserie** Nudelholz *n*, Rollholz *n*
roussette *f* Katzenhai *m*
roussir *v* (ab)bräunen, rösten, anbraten
roux *m* Einbrenne *f*, Mehlschwitze *f (Soße aus zerlassener bzw. gebräunter Butter und Mehl)*
roux *m* **blanc, roux** *m* **blond, roux** *m* **brun** *bezeichnet die Intensität der Bräunung dieser Soße* (*weiß, „blond" oder braun*)
rumsteak *m* Rumsteak *n*
rustique ländlich (einfach)
rutabaga *m* Kohlrübe *f*, Steckrübe *f*

S

sabayon *m* Weinschaumcreme *f*
sablé *m*/**petit** Plätzchen *n*, (runder) Keks *m* (*Mürbeteig*)
sablier *m* Sanduhr *f*
sac *m s.* sachet
sac *m* **à douille** Spritzbeutel *m*
sac-poubelle *m* Müllbeutel *m*
sachet *m* Beutel *m*, Säckchen *n*
saignant *halb durchgebratenes, innen noch rohes Fleisch*
sain gesund
saindoux *m* Schweineschmalz *n*
saint-pierre *m* Petersfisch *m*
saisir *v Fleisch oder Fisch schnell anbraten*
saison *f* Jahreszeit *f*
saisonnier jahreszeitlich bedingt, von der Jahreszeit abhängig
salade *f* Salat *m*
salade *f* **de blé** *s.* mâche
salade *f* **de bœuf** Rindfleischsalat *m* (*aus Siedfleisch, mit Zwiebeln, evtl. Kartoffeln, Petersilie*)
salade *f* **de cervelas** Wurstsalat *m*
salade *f* **composée** Feinkostsalat *m* (*allgemein*)
salade *f* **de fruits** Obstsalat *m*
salade *f* **Marco Polo** Nudelsalat *m*
salade *f* **de museau** *s.* museau de bœuf à la vinaigrette
salade *f* **niçoise** Nizzasalat *m*
saladier *m* Salatschüssel *f*
salaison *f* 1. Pökeln *n*, Einsalzen *n*; 2. *s.* demi-sel
saler *v* salzen, einsalzen, pökeln
salicorne *f* Queller *m*, Gemüsealge *f* (*Salzpflanze, als Gewürzbeilage*)
salière *f* Salzstreuer *m*
salir *v* verunreinigen, beschmutzen
salle *f* Saal *m*
salmis *m Ragout aus Wild, Geflügel oder Fisch*
salpicon *m Geflügel-, Schinken- und Champignonstückchen oder Streifen, mit wenig Soße als Ragout gebunden, oft als Füllung verwendet*
salsifis *m* Schwarzwurzel *f*
sandre *m* Zander *m*
sang *m* Blut *n*
sanglier *m* Wildschwein *n*
sanguine *f* Blutorange *f*

santé *f* Gesundheit *f*
sarrasin *m* Buchweizen *m*
sarriette *f* Bohnenkraut *n*
sauce *f* Soße *f*
sauce *f* **béarnaise** Bearner Soße *f*
sauce *f* **béchamel** Bechamelsoße *f*
sauce *f* **gribiche** *Mayonnaisesoße mit hartem Ei, Gewürzgurken und Kapern*
sauce *f* **hollandaise** Holländische Soße *f*
sauce *f* **ravigote** *Soße mit Kapern und Kräutern*
sauce *f* **de salade** Salatsoße *f*, „Dressing“ *n*
saucier *m* Soßenkoch *m*
saucière *f* Soßenschüssel *f*
saucisse *f* Würstchen *n*, kleinere Wurst *f*
saucisse *f* **crue** Rohwurst *f*
saucisse *f* **cuite** Kochwurst *f*
saucisse *f* **de Francfort** Frankfurter Würstchen *n*, Knackwurst *f*
saucisse *f* **de Toulouse** *Wurst aus gewürztem, sehr grob gehacktem Schweinefleisch* (*Toulouse*)
saucisse *f* **de viande** Fleischwurst *f*
saucisson *m* (größere) Wurst *f*
saucisson *f* **de Morteau** *grob gekörnte Wurst zum Erhitzen* (*z. B. wie Krakauer*)
sauge *f* Salbei *m*
saumon *m* Salm *m*, Lachs *m*
saumurage *m s.* salaison
saumure *f* Salzlake *f*, Pökellake *f*
saupoudrer *v* **de qc** bestreuen mit etw, überstreuen mit etw
saupoudreuse *f* Streudose *f*
saur im Rauch getrocknet (*nur Fisch*)
saurer *v* rauchtrocknen (*Fisch*)
saurisserie *f* Fischräucherei *f*
sauté *m s.* rôti
sauter *v*/(**faire**) *s.* rôtir
sauter *v* **en sauce** *in der Soße garen*
sauteuse *f s.* sautoir
sauteuse *f* **basculante** Kippbratpfanne *f*
sautoir *m* Flachkasserolle *f*, Sauteuse *f*
savarin *m* Punschring *m*
saveur *f s.* goût
savouret *m s.* os à moelle
savoureux schmackhaft
scarolle *f* Endivie *f* (*breitblättrig, Eskariol*)
seau *m* Eimer *m*
seau *m* **à champagne** Sektkühler *m*
sébaste *m* Rotbarsch *m*, Goldbarsch *m*
sec trocken
sécable durchtrennbar (*portionierte Plastikpackung*)
sécateur *m* Geflügelschere *f*
sécher *v* trocknen
séchoir *m* Trockner *m*
secouer *v* schütteln
seiche *f* Tintenfisch *m* (*mit zwei kleinen und acht größeren Armen*)
seigle *m* Roggen *m*
sel *m* Salz *n* • **au sel** in Salzkruste • **en croûte de sel** in Salzkruste • **sans sel** salzlos
sel *m* **marin** Meersalz *n*
sélection *f s.* choix
sélectionner *v s.* choisir
selle *f* Sattel *m* (*Rückenpartie von Kalb und Lamm*)
semoule *f* Gries *m*
sentir *v* riechen
séparation *f* Trennung *f*
séparer *v* trennen, teilen
serpillière *f* Aufnehmer *m* (*Lappen*)
serrer *v* zusammendrücken, zusammenrollen
serveur *m* Kellner *m*
serveuse *f* Bedienung *f* (*weibl. Personal*); Kellnerin *f*
service *m* 1. Bedienung *f*; 2. Bedienungsgeld *n*; 3. Service *n* (*alle Teile eines bestimmten Geschirrs oder Bestecks*) • **service compris** Bedienungsgeld inbegriffen • **service non compris** Bedienungsgeld nicht inbegriffen
service *m* **à découper** Vorlegebesteck *n*
serviette *f* **de table** Serviette *f*
servir *v* servieren, aufwarten, bedienen
silure *m* Wels *m*, Weller *m*, Waller *m*
sirop *m* Sirup *m*
soigné gepflegt
soigneusement sorgfältig
soin *m* Sorgfalt *f* • **avec soin** sorgfältig
sole *f* Seezunge *f*
sole *f* **meunière** Seezunge *f* nach Müllerinart
solution *f* Lösung *f* (*flüssig*)
sombre dunkel (*Raum*)
sommelier *m* Sommelier *m*, Weinkellner *m*
son *m* Kleie *f*
sorbet *m* Fruchtsafteis *n*
sorbetière *f* Eismaschine *f* (*für Speiseeis*)
sot-l'y-laisse *m kleine sehr zarte Fleischstückchen auf der Geflügelcarcasse, oberhalb des Bürzels*
soucoupe *f* Untertasse *f*
soufflé *m* Auflauf *m*
soufflé *m* **glacé** Eisauflauf *m*

soufflerie *f s.* ventilation
souiller *v s.* salir
soupe *f* (dicke) Suppe *f*
soupe *f* **à l'oignon** Zwiebelsuppe *f*
souper *v* zu Abend essen (*am sehr späten Abend*)
souper *m* Abendessen *n* (*am sehr späten Abend*)
soupière *f* Suppenschüssel *f*
souple *s.* élastique
spatule *f* Spachtel *m*, Spatel *m*
spéculos *m* Spekulatius *m*
sprat *m* Sprotte *f*
steak *m* **haché** *s.* bifteck haché
steak *m* **tatare** rohes Hacksteak *n*
stockage *m* Lagerung *f*
stocker *v* lagern
strie *f s.* raie
succédané *m* Ersatz *m*
sucre *m* Zucker *m*
sucre *m* **brut** Rohzucker *m*
sucre *m* **candi** Kandiszucker *m*
sucre *m* **de canne** *s.* sucre roux
sucre *m* **cristallisé** Kristallzucker *m*
sucre *m* **gélifiant** Gelierzucker *m*
sucre *m* **glace** Puderzucker *m*, Staubzucker *m*
sucre *m* **en grains** Hagelzucker *m*
sucre *m* **en morceaux** Würfelzucker *m*
sucre *m* **en poudre** Streuzucker *m*
sucre *m* **raffiné** Raffinade *f*
sucre *m* **roux** Rohrzucker *m*
sucre *m* **vanillé** Vanillezucker *m*
sucré süß
sucrer *v* zuckern
sucrerie *f* Süßigkeit *f* (*ohne Backware*)
sucrette *f* Süßstofftablette *f*
sucrier *m* Zuckerdose *f*
suer *v s.* étuver
suggestion *f* Empfehlung *f*
superposer *v* aufeinander legen
supion *m sehr kleiner Tintenfisch, meist als Friture serviert* (*Mittelmeer*)
supplément *m*/(**avec**) (mit) Aufpreis *m*
supplémentaire zusätzlich
suprême *m zarte Bruststücke von Geflügel; allgemein: feinste Stücke Fleisch oder Fisch, feinste Zubereitungsart einer Speise*
surface *f* Oberfläche *f*
surgélateur *m* Gefrierschrank *m*, Tiefkühltruhe *f*
surgeler *v* tiefgefrieren
surprise *f* Überraschung *f*

T

table *f* Tisch *m* • **mettre la table** den Tisch decken
table *f* **chauffante** Wärmtisch *m*
table *f* **de cuisson** Kochfläche *f*, Kochplatte *f* (*größere Dimension*)
table *f* **d'hôte** *Tafel in Gasthof, Hotel oder Pension, an der alle Gäste die gleiche Mahlzeit einnehmen*
tableau *m* **de commande** Bedienungsfeld *n* (*bei größeren Herden*)
tablette *f* **de service** Anrichtefläche *f*
tablier *m* Schürze *f*
tablier *m* **de sapeur** panierte Kaldaunen *fpl* (*Spezialität* aus *Lyon*)
taboulé *m Salat aus gekochtem Hirseschrot, Paprika-und Tomatenstreifen, mit Minze und Zitrone gewürzt* (*nordafrikanische Spezialität*)
tacaud *m* Zwergdorsch *m*
tailler *v s.* couper
tailloir *m* Schneidebrett *m*
talon *m* Endstück *n* (*Braten, Käse*)
tamis *m* (Draht-)Sieb *n*
tamis *m* **de crin** *s.* étamine
tamis *m* **de fer** Metallsieb *n*
tamiser *v* aussieben, durchsieben
tamiseur *m* (kleines) Siebgerät *n*
tanche *f* Schleie *f*
tapenade *f Creme aus Oliven, Kapern, zermahlenem Thunfisch und evtl. Sardellen, als Aufstrich oder Beilage*
tapioca *m* Sago *m*
tarte *f* (offener) Kuchen *m*, Torte *f*
tarte *f* **à la crème** Sahnetorte *f*
tarte *f* **flambée** Flamm(en)kuchen *m*
tarte *f* **au fromage blanc** Käsesahnetorte *f*
tartelette *f* (kleines) Törtchen *n*, Tortelett *n*
tarte *f* **Tatin** *gestürzter karamellisierter Obstkuchen* (*meist Äpfel*)
tartine *f belegte oder bestrichene Brotscheibe*
tartiner *v* (eine Brotscheibe) bestreichen • **à tartiner** streichfähig
taxe *f* Steuer *f*, Abgabe *f* • **toutes taxes comprises** (**T.T.C.**) einschließlich aller Steuern und Abgaben
taxe *f* **à la valeur ajoutée** (**T.V.A.**) Mehrwertsteuer *f* (MwSt.) • **T.V.A. compris** einschl. MwSt.

témoin *m* **lumineux** Kontrolllampe *f*
température *f* **ambiante** Raumtemperatur *f*
température *f* **du four** Backhitze *f*, Backtemperatur *f*
tendre zart
tendron *m* (**de veau**) Kalbsbrust(scheibe) *f*
teneur *f* Gehalt *m*
teneur *f* **en matière grasse** Fettgehalt *m*
terminer *v* beenden
terne matt
terrine *f* 1. (feuerfeste) Tonschüssel *f*; 2. *s.* pâté
tête *f* Kopf *m*
tête *f* **de veau en tortue** *Kalbskopf in Weißweinsoße mit Champignons, Oliven und Cornichons*
tête *f* **roulée** *s.* pâté de tête
thé *m* Tee *m* (*nicht Kräutertee*)
thermomètre *m* **du four** Ofenthermometer *n*
thon *m* Thunfisch *m*
thym *m* Thymian *m*
tian *m feuerfeste flache Ton- oder Porzellanschüssel*; *in einer solchen Schüssel gebackene Gemüsestücke oder Gemüseauflauf*
tiède lauwarm
tiédir *v* lauwarm werden
tige *f* Stiel *m*, Stängel *m*
tilleul *m* Lindenblütentee *m*
timbale *f runde Koch- bzw. Backform*; *in dieser Form gebackene Speisen*, *meist mit Teighülle*
tire-bouchon *m* Korkenzieher *m*
tiroir *m* Schublade *f*
tisane *f* Kräutertee *m*
toile *f* Tuch *n* (*zum Abdecken*)
tôle *f* Backblech *n* (*fam.*)
tomate *f* **en branches** Strauchtomate *f*
tomate-cerise *f* Cocktailtomate *f*
toque *f* 1. Kochmütze *f*, Konditormütze *f*; 2. *Auszeichnung mancher besonders guter Restaurants, in einem bekannten französischen Restaurantführer: eine oder mehrere ‚toques‘* („*Sternerestaurants*“)
torche *f* Flambierbrenner *m*
torchon *m* Geschirrtuch *n*
torréfié geröstet (*Kaffee*)
tour *m* **de cou** Halstuch *n*
tourer *v* tourieren (*Feinbäckerei*)
tourne-broche *m* Drehspieß *m*
tournedos *m* Tournedos *n* (*dicke Rinderfilescheibe, auch Lendenschnitte, manchmal mit Speck umwickelt*)
tournedos *m* **Rossini** *Filetschnitte auf in Butter geröstetem Toastbrot, mit Gänseleber und Trüffeln, mit Madeirasoße*
tourner *v* 1. drehen, umdrehen, wenden; 2. rühren, umrühren, durchrühren; 3. sauer werden
tourte *f mit Teig gedeckte Pastetenart*
tourteau *m* (größerer) Meereskrebs *m*
tourtière *f* flache Backform *f*
tout compris alles (im Preis) inbegriffen
traçabilité *f* Rückverfolgbarkeit *f* (*Herkunftsnachweis für Fleisch oder Geflügel*)
traité/non ungespritzt (*Obst*, *Zitrusfrüchte*)
traiter *v* behandeln (*mit chemischen Mitteln*)
traiteur *m Feinkostmetzger oder Restaurateur, der warme Mahlzeiten außer Haus liefert*; „*Partyservice*“
tranchant scharf (*Messer*)
tranchant *m* Schneide *f*
tranche *f* Scheibe *f*, Schnitte *f*
trancher *v* durchschneiden
trancheur *m*, **trancheuse** *f* Aufschnittmaschine *f*, Schneidemaschine *f*
transformé en France in Frankreich verarbeitet
transformer *v* verarbeiten
transparent durchsichtig
travailler *v* **qc** etw bearbeiten
trempage *m* Wässern *n*
tremper *v* einweichen, wässern
trépied *m* Dreifuß *m*
tresse *f* Zopf *m*, Flechtgebäck *n*
tresser *v* flechten
trier *v* verlesen, sortieren
tripes *fpl* Kaldaunen *fpl*; Kutteln *fpl* (*südd.*)
tripes *fpl* **à la mode de Caen** *Eintopf aus Kaldaunen*, *mit Karotten und Zwiebeln*, *in Apfelmostsoße*, *manchmal mit Calvados flambiert*
tripoux *mpl Lammfüße oder Lammkaldaunen, mit Stücken von Hammelmagen oder Hammeldarm umwickelt* (*Auvergne*)
trognon *m* Strunk *m*
trompette *f* **de la mort** Totentrompete *f* (*Speisepilz*)
tronçon *m Abschnitt oder Stück von etwas, eine dicke Scheibe*
truelle *f* Heber *m*
truelle *f* **à poisson** *s.* pelle à poisson
truffé getrüffelt

truffe *f* Trüffel *m*
truite *f* Forelle *f*
truite *f* **saumonnée** Lachsforelle *f*
tuile *f dünnes Mandel- oder Haselnussgebäck in Form kleiner Rundziegel*
tulipe *f tulpenförmiges Glas* (*Kelch*) *für Getränke, z. B. Schaumwein*; *sonst jede Art von Anordnung einer Speise in Tulpenform*
turbot *m* Steinbutt *m*
turbotière *f* Buttkessel *m* (*Kasserole zum Kochen größerer Plattfische*)
turbotin *m* kleiner Steinbutt *m*

U

uniforme *s.* homogène
ustensile *m s.* appareil 1.
ustensiles *mpl* **de cuisine** Küchengerät *n*
utilisation *f* Verwendung *f*
utiliser *v* verwenden

V

vache *f* Kuh *f*
vacherin *m Stück aus Meringenmasse, mit Eis und Schlagsahne oder Creme gefüllt*
vaisselle *f* Geschirr *n* • **faire la vaisselle** (Geschirr) spülen
vapeur *f* (**d'eau**) Dampf *m*, Dunst *m*, Schwaden *m* • (**à la**) **vapeur** in Dampf gegart
varié abwechslungsreich
varier *v* variieren
veau *m* Kalb *n*, Kalbfleisch *n*
veau *m* **de lait** Jungkalb *n*
veau *m* **marengo** *Kalbsragout in Tomatensoße*
végétal pflanzlich
velouté samtig
velouté *m* 1. Cremesuppe *f*; 2. helle Grundsoße *f*
ventilation *f* Gebläse *n*
ventre *m* Bauch *m*, Wamme *f* (*Schwein*)
verdâtre grünlich
„verdure" *f* (*fam.*) „Grünzeug" *n* (*fam.*)
vérifier *v s.* contrôler
verjus *m Saft aus wilden oder unreifen Trauben, zur Säuerung* (*u. a. auch zur Senfherstellung verwendet*)
vermicelle *f* Fadennudel *f*
verre *m* Glas *n*
verre *m* **gradué** Messbecher *m*
verser *v* 1. gießen, eingießen, einschenken (*Flüssigkeit*); 2. streuen (*fester Stoff*)
verseur *m* Streuer *m*
verseur *m* **à sucre** Zuckerstreuer *m*
vert grün
verveine *f* Eisenkraut *m*, Eisenkrauttee *m*
veste *f* Jacke *f*
vestiaire *m* Garderobe *f*
viande *f* Fleisch *n*
viande *f* **hachée** Gehacktes *n*, Gewiegtes *n*, Hackfleisch *n*
viande *f* (**séchée**) **des Grisons** Bündnerfleisch *n* (*Schweizer Spezialität*); Dörrfleisch *n*
vichyssoise *f Suppe aus Kartoffeln und Lauch, mit Crème fraîche, meist kalt serviert*
vide leer
vider *v* 1. leeren; 2. ausnehmen (*Fisch, Geflügel*)
viennoiserie *f süßes Kleinteilchen, z. B. Hörnchen, Schneckennudel, nur aus Hefe- oder Blätterteig*
vieux alt
vigne *f* Weinberg *m*
vigneron *m* Winzer *m*
vin *m* Wein *m*
vin *m* **mousseux** *s.* vin pétillant
vin *m* **de pays** Landwein *m*
vin *m* **perlant** Perlwein *m*
vin *m* **pétillant** Schaumwein *m* (*außer Champagner*); Sekt *m*
vin *m* **de table** Tischwein *m*
vinaigre *m* Essig *m*
vinaigre *m* **balsamique** Balsamico-Essig *m*
vinaigre *m* **concentré** Essigessenz *f* (*25 %–40 % Säure*)
vinaigrette *f* Vinaigrette(soße) *f* (*traditionell mit Essig, Öl, Pfeffer und Salz*) • **en vinaigrette** *in traditioneller Soße servierte Salate, Gemüse oder Fleischstücke*
vitrine *f* **réfrigérante** Kühltheke *f*
vivant lebend, lebendig
vive *f* Petermännchen *n* (*Fisch*)
volaille *f* Geflügel *n*, Geflügelfleisch *n*
vol-au-vent *m Blätterteigpastete für mehrere Personen*
vrac/en nicht abgepackt, offen

W

waterzooï *m Suppentopf aus Fisch oder Geflügel, Karotten, Lauch, Sellerie, Zwiebeln und Gewürzen* (*Spezialität aus Flandern*)

X

xérès *m* Sherry *m*

Y

yaourt *m* Joghurt *m*

Z

zeste *m* (dünne) Schale *f* (*Zitrusfrüchte*)
zester Zitrusfrüchte *fpl* schälen
zone *f* **fumeurs** *s.* espace fumeurs
zone *f* **non fumeurs** *s.* espace non fumeurs

Deutsch–Französisch

A

Aal *m* anguille *f*
abbinden *v* 1. *s.* legieren; 2. *s.* umwickeln/mit Bindfaden
abbräunen *v* faire revenir
abbrühen *v s.* blanchieren
abdecken *v s.* zudecken
abdecken *v*/**mit Klarsichtfolie** filmer
Abendessen *n* 1. dîner *m*; 2. souper *m* (*très tard dans la soirée*)
Abfall *m*, **Abfälle** *mpl* 1. déchets *mpl* (*en gén.*); 2. parures *fpl* (*viande*; *réutilisables*); rognures *fpl* (*viande*; *non réutilisables*)
abflachen *v s.* flach schlagen
abflämmen *v* passer au chalumeau, flamber
abfüllen *v* mettre en bouteille
Abfüllung *f* mise *f* en bouteille
Abgabe *f* taxe *f*
abgepackt conditionné, emballé
abgepackt/nicht en vrac
abhängen (**lassen**) *v* (faire) rassir, (laisser) maturer, (laisser) mûrir
abhäuten *v* dépouiller, écorcher
abklären *v s.* absetzen lassen
abkühlen (**lassen**) *v* (laisser) refroidir
Ablaufgitter *n* grille *f*
ablöschen *v* déglacer
ablösen *v*/**sich** se détacher
abnehmbar amovible
abreiben *v s.* raspeln
absagen *v* annuler
abschmecken *v s.* würzen
abschneiden *v s.* schneiden
abschöpfen *v*/**Fett** *s.* entfetten
abschöpfen *v*/**Rahm** *s.* entrahmen
abschöpfen *v*/**Schaum** *s.* entschäumen
abschrecken *v* rafraîchir, frapper
abschwarten *v* découenner
abseihen *v* passer (*dans une passoire*)
absetzen (**lassen**) *v* (laisser se) déposer
absplittern *v* s'écailler
abtauen *v* dégivrer
Abteilungskellner *m s.* Oberkellner
abtrocknen *v*/**etw** essuyer qc
abtropfen (**lassen**) *v* (laisser s')égoutter
Abtropfgitter *n* égouttoir *m*
Abtropfsieb *n* 1. égouttoir *m*; 2. faisselle *f* (*pour fromage frais*)
abwechselnd en alternance
abwechslungsreich diversifié, varié
abziehen *v s.* schärfen
abziehen *v*/**Haut** *s.* abhäuten
Abzugshaube *f* hotte *f* d'aspiration
Ackersalat *m s.* Feldsalat
Ahorn *m* érable *m*
Ahornsirup *m* sirop *m* d'érable
Akazie *f* acacia *m*
Akazienhonig *m* miel *m* d'acacia
Akzent *m s.* Note
Alge *f* algue *f*
Alkohol *m* alcool *m*
Alse *f s.* Maifisch
Alufolie *f* papier *m* aluminium
alt vieux
altbacken rassis (*pain*)
anbraten *v* roussir, faire revenir
anbraten *v*/**scharf** rôtir, (faire) sauter
anbräunen *v*/**goldgelb** (faire) dorer
anbrennen *v* brûler
Anchovis *m* anchois *m*
Anchovisbutter *m* beurre *m* d'anchois
anfeuchten *v* humecter, humidifier
anmachen *v* assaisonner (*salade*)
anreichern *v* enrichir
Anrichtefläche *f* tablette *f* de service
anrichten *v* dresser (*plats*); disposer
Anrichtetisch *m* table *f* de service
anrühren *v* délayer qc, diluer qc
Ansager *m* aboyeur *m*
anschneiden *v* entamer
Anschnitt *m* entame *f*
anschwitzen *v* (faire) suer
Antihaftbelag *m* revêtement *m* antiadhésif
anzünden *v* allumer
Aperitif *m* apéritif *m*
Apfel *m* pomme *f*
Apfelkraut *n sirop très concentré de jus de pomme, pour tartiner*
Apfelschäler *m* épluche-pommes *m*, pèle-pommes *m*
Apfelsine *f s.* Orange
Apfelstrudel *m pâte briochée avec des morceaux de pommes incorporées, servie chaude avec de la glace, comme dessert*
Apfelwein *m* cidre *m*
Apparat *m s.* Gerät
Appetit *m* appétit *m*
Appetithäppchen *n* amuse-bouche *m*
appetitlich appétissant
Aprikose *f* abricot *m*
aprikotieren *v* abricoter (*pâtisserie*)
arbeiten *v* travailler

Arbeiten *fpl*/**vorbereitende** préparatifs *mpl*
Arbeitstisch *m* étal *m*
Arme Ritter *mpl* pain *m* perdu
Aroma *n* arôme *m*
aromatisch aromatique
Artischocke *f* artichaut *m*
Artischockenboden *m* fond *m* d'artichaut
Äsche *f* mulet *m* (*poisson, d'eau douce et d'eau de mer*)
Aschenbecher *m* cendrier *m*
Aspik *n* gelée *f* (*viande, poisson*)
Aubergine *f* aubergine *f*
aufarbeiten *v s.* formen
aufbewahren *v s.* behalten
aufdressieren *v* décorer à la poche (*pâtisserie*)
aufgehen *v* lever, pousser (*pâte*)
Aufgehen *n* pousse *f* (*pâte*)
aufgießen *v* mouiller
aufhängen *v* accrocher
aufkochen *v* remettre à bouillir, porter à ébullition
Aufkochen *n* ébullition *f*
Auflagen *fpl*/**behördliche** cahier *m* des charges
Auflauf *m* soufflé *m*
Auflaufform *f* moule *m* à soufflé
auflösen *v*/**etw** 1. dissoudre qc; 2. diluer qc, délayer qc
auflösen *v*/**sich** se dissoudre
aufnehmen *v s.* aufsaugen
Aufnehmer *m* serpillière *f*
Aufpreis *m* supplément *m*
aufquellen *v s.* quellen lassen
aufsaugen *v* absorber
aufschlagen *v s.* schaumig schlagen
aufschneiden *v* découper, couper en tranches, couper en rondelles
Aufschnitt *m charcuterie ou viande froide coupées en rondelles ou en tranches, „charcuterie en coupe"*
Aufschnittmaschine *f* trancheuse *f* (à charcuterie)
Aufschnittware *f s.* Aufschnitt
aufschreiben *v* noter
aufspießen *v* embrocher
auftauen *v* dégeler, décongeler
Aufwallen *n s.* Aufkochen
aufwärmen *v s.* erhitzen
aufwarten *v s.* bedienen
ausbeinen *v* désosser
Ausbeinmesser *n* couteau *m* à désosser
ausbreiten *v étaler*
ausgeglichen équilibré
ausgeprägt prononcé (*goût, odeur*)
Ausguss *m s.* Spülbecken
aushöhlen *v* évider
auskristallisieren *v* se candir (*sucre*)
auslassen *v s.* schmelzen
ausleeren *v s.* leeren
auslegen *v*/**eine Form** foncer (un moule)
auslösen *v s.* ausbeinen
ausnehmen *v* vider (*poisson, volaille*)
ausrollen *v* abaisser, étendre (*pâte*)
ausschneiden *v couper pour enlever qc de l'intérieur*
aussieben *v s.* durchsieben
ausspülen *v s.* spülen
Ausspülen *n s.* Spülen
ausstatten *v* équiper
Ausstattung *f* équipement *m*
Ausstecher(form) *m*(*f*) emporte-pièce *m*, découpoir *m*
Auster *f* huître *f*
Austernpilz *m* pleurote *f*
austrocknen *v* dessécher
Auswahl *f* choix *m*, sélection *f*
auswählen *v* choisir, sélectionner
Avocado *m* avocat *m*

B

Backapfel *m s.* Bratapfel
Backblech *m s.* Kuchenblech
Backe *f s.* Wange
backen *v* cuire (au four)
Backen *n* cuisson *f* (au four)
Backerbse *f petite bille de pâte à chou, frite, comme garniture de consommé*
Backform *f*/**flache** tourtière *f*
Backhefe *f* levure *f* de boulanger
Backhendl *n poussin de grain pané et frit en entier* (*spécialité de Vienne*)
Backhitze *f s.* Backtemperatur
Backofen *m* four *m* • **in den Backofen schieben** enfourner
Backpapier *n* papier *m* sulfurisé, papier *m* cuisson
Backpflaume *f* pruneau *m*
Backpinsel *m s.* Pinsel
Backpulver *n* levure *f* alsacienne, levure *f* chimique
Backröhre *f s.* Backofen

Backschinken *m* jambon *m* braisé
Backtemperatur *f* température *f* de cuisson, température *f* du four
Backzeit *f* durée *f* de cuisson
Baiser *m* s. Meringe
Bällchen *n* petite boulette *f*
Bambus *m* bambou *m*
Barbe *f* barbeau *m* (*poisson*)
bardieren *v* barder
Barriquewein vin *m* élevé en barrique
Barsch *m* 1. perche *f* (*eau douce*); 2. bar *m* (*mer*); loup *m* de mer
Basilikum *n* basilic *m*
Bauch *m* 1. ventre *m* (*en gén.*); 2. poitrine *f*, mouille *f* (*porc*)
Bauchspeck *m* lard *m* de poitrine (*porc*)
Bauernbrot *n* s. Landbrot
Bauernomelett *n* *omelette aux lardons, oignons et pommes de terres rissolées („omelette paysanne“)*
beanstanden *v* réclamer
Beanstandung *f* réclamation *f*
bearbeiten *v*/**etw** travailler qc
Becher *m* gobelet *m*
Bedarf *m* besoin *m*
bedecken *v* recouvrir
bedeckt/mit Petersilie persillé
bedienen *v* servir
Bedienung *f* 1. service *f* (*en gén.*); 2. serveuse *f* (*femme de service en salle*)
Bedienungsfeld *n* tableau *m* de commande
Bedienungsgeld *n* service *m* (*pourcentage de la note du client*) • **Bedienungsgeld inbegriffen** service compris • **Bedienungsgeld nicht inbegriffen** service non compris
bedingt/jahreszeitlich saisonnier
Beefsteak *n* bifteck *n*
beenden *v* terminer
Beere *f* baie *f*
Beete *f* s. Bete
befeuchten *v* s. anfeuchten
begießen *v* arroser
begleiten *v* accompagner
begrüßen *v* s. empfangen
Begrüßung *f* s. Empfang
behalten *v* conserver
Behälter *m* récipient *m*
behandeln *v* traiter
Beilage *f* garniture *f*, accompagnement *m* • **mit Beilage** garni
beimengen *v* incorporer, ajouter
Beinscheibe *f tranche de jarret de bœuf, avec os, pour pot-au-feu*
Beize *f* marinade *f* (*gibier, mouton*)
beizen *v* mariner (*gibier, mouton*)
Belegfrüchte *fpl* fruits *mpl* confits
beliebt *s.* geschätzt
beliefern *v* approvisionner
Belieferung *f* approvisionnement *m*
benetzen *v* asperger
benötigen *v* s. brauchen
beraten *v*/**jdn** conseiller qn
berechnen *v* calculer, évaluer
Berechnung *f* calcul *m*, évaluation *f*
bereitstellen *v* s. vorbereiten
Berliner Pfannkuchen *m gros beignet fourré de confiture*
Beschaffenheit *f* s. Konsistenz
beschichtet avec revêtement antiadhésif
beschlagen *v* embuer (*vapeur d'eau*)
beschmutzen *v* salir
Beschwerde *f* s. Beanstandung
Beschwerden *fpl* troubles *mpl* (*santé*)
beschweren *v*/**sich** se plaindre
Besen *m* balai *m*
Besenwirtschaft *f* s. Straußwirtschaft
Besteck *n* couvert *m*
Besteckkasten *m* ménagère *f*
bestellen *v* commander
bestellen *v*/**einen Tisch** retenir une table
Bestellung *f* commande *f*
bestreichen *v*/**mit etw** enduire de qc, badigeonner de qc
bestreichen *v*/**mit Butter** *s.* buttern
bestreichen *v*/**mit Eigelb** dorer
bestreuen *v*/**mit etw** parsemer de qc, saupoudrer de qc
bestreuen *v*/**mit Mehl** (en)fariner, saupoudrer de farine
Bete *f mot général du nord de l'Allemagne, pour rave, betterave*
Bete *f*/**rote** betterave *f* rouge (*nord de l'Allemagne*)
Beuscherl *n ragoût de poumon et cœur, au vinaigre ou au vin blanc* (*sud de l'Allemagne*)
Beutel *m* sac *m*, sachet *m*
Bier *n* bière *f*
Biergarten *m jardin ou terrasse ombragés, attenant à une auberge, où sont servis boissons* (*en général de la bière*) *et repas simples*
Bierhefe *f* levure *f* de bière

Bierschinken *m* roulade *f* de jambon (*saucisson à pâte fine, avec gros morceaux de jambon cuit incorporés*)
Bierstängel *m bâtonnets en pâte levée salée et croustillante, pour accompagner une bière*
billig bon marché
Bindemittel *n* liant *m*
binden *v s.* legieren
Bindfaden *m* ficelle *f* • **mit Bindfaden umwickeln** ficeler
Birne *f* poire *f* (*fruit*)
Birnengeist *m* alcool *m* de poire, poire *f*
Bissen *m* bouchée *f*
bitter amer
Bittermandel *f* amande *f* amère
blanchieren *v* blanchir
Blase *f* 1. bulle *f*; 2. vessie *f* (*organe*)
Blatt *n* 1. feuille *f*; 2. épaule *f* (*gibier*)
Blattaspik *n* gélatine *f* en feuille
Blätterteig *m* pâte *f* feuilletée
Blätterteigkuchen *m* feuilleté *m*
Blätterteigpastete *f*/**große** vol *m* au vent (*pour plusieurs personnes*)
Blätterteigstück *n s.* Blätterteigkuchen
Blattspinat *m* épinards *mpl* en branches
Blaubeere *f s.* Heidelbeere
Blaue Zipfel *mpl petits boudins blancs marinés dans du vinaigre, ensuite pochés et servis dans de l'eau très chaude avec des anneaux d'oignons et grains de poivre* (*spécialité de Franconie*)
Blechkuchen *m tarte cuite et servie coupée, sur une grande plaque de fer*
Blume *f* fleur *f*
Blumenkohl *m* chou *m* fleur
Blumenschmuck *m* décoration *f* florale
Blut *n* sang *m*
Blüte *f épice moulue très fine*
Blutorange *f* sanguine *f*
Blutwurst *f* 1. boudin *m* (*ferme, servi froid*); 2. boudin *m* noir (*consistance pâteuse; servi cuit ou roussi*)
Bockwurst *f saucisse à pâte fine de bœuf et de porc, servie chaude*
Boden *m* fond *m*
Bodenlappen *m s.* Aufnehmer
Bohne *f* haricot *m*
Bohne *f*/**dicke** fève *f*
Bohnenkern *m* 1. flageolet *m* (*petit, vert clair*); 2. haricot *m* blanc sec, fayot *m* (*fam.*)
Bohnenkraut *n* sarriette *f*
Borretsch *m* bourrache *f*
Bouillon *f* bouillon *m* (*liquide*)
Boulette *f s.* Fleischklößchen
Brandmasse *f*, **Brandteig** *m* pâte *f* à chou
Brasse *f* brème *f* (*poisson*)
Brät *n s.* Füllung
Bratapfel *m* pomme *f* au four
braten *v cuire à feu moyen, plus ou moins longtemps, dans une rôtissoire ou sur une plaque*
braten *v*/**in der Pfanne** poêler
Braten *n* cuisson *f*
Braten *m* rôti *m*, sauté *m*
Bratenröster *m s.* Bräter
Bratenschmalz *n mélange de saindoux, oignons, pommes et épices, servi avec des tartines de pain gris comme mise en bouche*
Bräter *m* rôtissoire *f*
bratfertig prêt à cuire (*viande, plat au four*); paré (*viande*)
Brathähnchen *n s.* Brathühnchen
Brathering *m hareng rôti ou frit, ensuite mariné dans une vinaigrette*
Brathühnchen *n* poulet *m*
Bratkartoffel *f* pomme *f* de terre sautée, pomme *f* de terre rissolée
Bratpfanne *f* poêle *f*
Bratspieß *m* broche *f*
Bratwurst *f toutes sortes de saucisses à griller*
Bratwurst *f*/**grobe** *saucisson à gros hachage, à griller* (*genre saucisson de Toulouse*)
Bratwurst *f*/**saure** *s.* Blaue Zipfel
Bratzeit *f* durée *f* de cuisson
brauchen *v* avoir besoin
bräunen *v* 1. brunir (*en gén.*); 2. roussir, faire revenir, rissoler; 3. caraméliser (*sucre*)
Bräunung *f s.* Färbung
Bräunungsregler *m* régulateur *m* de brunissage
brechen *v* rompre
Brei *m* bouillie *f*, purée *f*
brennen *v s.* rösten
Brenner *m* brûleur *m*
Brennnessel *f* ortie *f*
Brett *n* planche *f*
Brettchen *n* planchette *f*
Brezel *f* bretzel *f*
bridieren *v* brider (*volaille*)
Bridiernadel *f* aiguille *f* à brider

Bries *n* ris *m* (*agneau, veau*)
Brombeere *f* mûre *f*
Brombeerlikör *m* crème *f* de mûre
Brot *n* pain *m*
Brötchen *n* petit pain *m*
Brotwürfel *mpl*/**geröstete** croûtons *mpl*
Brotzeit *f s.* Imbiss
Brühe *f* bouillon *m* (*liquide*); sauce *f*
Brühe *f*/**körnige** *fond de bouillon granulé, déshydraté en général par lyophilisation*
Brühwürstchen *n petite saucisse précuite*
Brunnenkresse *f* cresson *m* de fontaine
Brust *f* poitrine *f* (*en gén.*)
Brustfilet *n s.* Entenbrust
Buchhaltung *f* comptabilité *f*
Buchweizen *m* sarrasin *m*, blé *m* noir
Bücking *m*, **Bückling** *m* hareng *m* saur
Bug *m s.* Schulter
Bugfilet *n* jumeau *m* à bifteck
Bukett *n* bouquet *m* (*vin*)
Bund *m* botte *f*
Bündnerfleisch *n viande séchée des Grisons* (*spécialité suisse*)
Burgundertraube *f* pinot *m* (*cépage*)
Bürste *f* brosse *f*
bürsten *v* brosser
Bürzel *m* croupion *m*
Butter *f* beurre *m* • **mit Butter bestreichen** *s.* buttern
Butter *f*/**geklärte** beurre *m* clarifié
Butter *f*/**zerlassene** beurre *m* fondu
Butterdose *f* beurrier *m*
Butterfett *n s.* Butterschmalz
Buttergebäck *n* pâtisserie *f* pur beurre
Butterkeks *m* petit-beurre *m*
Buttkessel *m* turbotière *f*
Buttermilch *f* babeurre *m*
Buttermischung *f* beurre *m* composé
buttern *v* beurrer
Butterschmalz *n* beurre *m* concentré
Buttersoße *f*/**weiße** beurre *m* blanc (*sauce*)

C

Carcasse *f s.* Rumpf
Cayennepfeffer *m* piment *m* de Cayenne
Champagner *m* champagne *m*
Champignon *m* champignon *m* de Paris
Chateaubriand *n* chateaubriand *m*
Chaufroid *n* chaud-froid *m* • **mit Chaufroid-Soße überziehen** chaufroiter
chicorée *m* endive *f*
Chinakohl *m* chou *m* chinois
Chinois *n* tamis *m* chinois, chinois *m*
Christstollen *m s.* Dresdner Stollen
Cocktailtomate *f* tomate *f* cerise
Creme *f* crème *f*
Cremesuppe *f* velouté *m* (*potage*)
cremig crémeux

D

Damhirsch *m*, **Damwild** *n* daim *m*
Dampf *m* vapeur *f* d'eau, buée *f*
dämpfen *v* étuver, cuire à l'étuvée, suer
Dampfkartoffeln *fpl* pommes *fpl* vapeur
Dampfkochtopf *m s.* Schnellkochtopf
Dampfnudel *f boulette de pâte levée, cuite à l'étuvée et servie nappée de compote ou de confiture, ou caramélisée; dans certaines régions préparée salée, pendant le carême*
Darm *m* boyau *m*
Dattel *f* datte *f*
dazugeben *v* ajouter, additionner
Deckel *m* couvercle *m*
decken *v s.* zudecken
decken *v*/**den Tisch** mettre la table
dehnbar élastique, souple
dekantieren *v* décanter
Dekordeckchen *n*/**kleines** napperon *m*
Delikatess... *qualificatif pour un produit de premier choix*
desinfizieren *v* désinfecter
Dessert *n s.* Nachtisch
Dessertwagen *m* chariot *m* à desserts
destillieren *v* distiller
Destillierung *f* distillation *f*
Deutsches Beefsteak *n s.* Hackbraten
Diät *f* régime *m*
diät..., Diät... diététique
dick épais, gros
Dicke *f* épaisseur *f*
Dickmilch *f s.* Sauermilch
Digestif *m* digestif *m*
Dill *m* aneth *m*
Dinkel(**weizen**) *m* épeautre *m*

Doppelflasche *f* bouteille *f* magnum, magnum *f* (*contenance 150 cl*)
Dorade *f* dorade *f*, daurade *f*
Dornhai *m s.* Seeaal
Dörrfleisch *n s.* Bündnerfleisch
Dörrpflaume *f s.* Backpflaume
Dorsch *m* cabillaud *m* (*jeune*)
Dose *f* boîte *f*
Dosenöffner *m* ouvre-boîtes *m*
dosieren *v* doser
Dosierung *f* dosage *m*
Drahtsieb *n* tamis *m*
drehen *v* tourner
Drehspieß *m* tourne-broche *m*
Dreifuß *m* trépied *m*
Dresdner Stollen *m pâte levée, avec beaucoup de beurre, garnie de fruits secs et confits, parfois avec du massepain (spécialité de Noël; à l'origine, spécialité de Dresde, appellation d'origine)*
Dressing *n s.* Salatsoße
Drossel *f* grive *f*
Druck *m* pression *f*
drücken *v* presser
Druckkochkessel *m* 1. autoclave *m* (*industriel, cuisine pour collectivités*); 2. auto-cuiseur *m* (*particulier*)
Duft *m* parfum *m*
dunkel 1. sombre (*pièce, salle*); 2. foncé (*sauce, pâtisserie etc.*)
dünn mince, fin
Dünnung *f* flanchet *m* (*bœuf, gibier*)
Dunst *m* buée *f*
dünsten *v s.* dämpfen
durchkneten *v s.* kneten
Durchreiche *f* passe-plats *m*
durchreichen *v* passer (*les plats, de la cuisine à l'office*)
durchrühren *v s.* rühren
Durchschlag *m* passoire *f*
durchschneiden *v* trancher
durchseihen *v s.* abseihen
durchsichtig transparent
durchsieben *v* passer au tamis, tamiser, cribler
durchtrennbar sécable (*portionnement dans un emballage en plastique*)
durchwachsen marbré, persillé; entrelardé (*porc*)
Dutzend *n* douzaine *f*

E

Edelstahl *m* inox *m* (*acier inoxydable*)
Edelstahlkessel *m* cuve *f* en inox
edelsüß moelleux (*vin*)
Eglifisch *m s.* Barsch
Ei *n* œuf *m*
Ei *n*/**verlorenes** œuf *m* poché (*entier*)
Ei *n*/**weiches** œuf *m* à la coque
Ei *n*/**wachsweiches** œuf *m* mollet
Eibisch *m* guimauve *f*
Eidotter *m s.* Eigelb
Eierbecher *m* coquetier *m*
Eierkuchen *m pâte de crêpe avec double quantité d'œufs*
Eiersalat *m* salade *f* aux œufs
Eierschneider *m* coupe-œufs *m*
Eierschwamm *m s.* Pfifferling
Eierstich *m œuf entier battu, mis à coaguler au bain-marie, coupé en dés pour garniture de consommé*
Eigelb *n* jaune *m* d'œuf • **mit Eigelb bestreichen** dorer
Eigenschaft *f* caractéristique *f*, propriété *f*, qualité *f*
Eigengeschmack *m* goût *m* propre
Eiklar *n s.* Eiweiß
Eimer *m* seau *m*
Einbrenne *f* roux *m*
eindicken *v* épaissir, (faire) réduire
einfach simple, ordinaire
einfallsreich inventif
einfetten *v* beurrer, graisser *(plaque, casserole)*
einfrieren *v* congeler
eingedickt concentré
eingemacht confit
eingießen *v* verser
einheimisch du pays, local
einhüllen *v*/**in Klarsichtfolie** filmer
Einkauf *m* achat *m*
einkaufen *v* acheter
einkochen *v s.* eindicken
Einlage *f* garniture *f* (*dans un potage ou un consommé*)
einlegen *v* 1. *s.* marinieren; 2. (faire) macérer (*dans l'alcool*)
einmachen *v* faire des conserves *(régional)*
Einmachglas *n* bocal *m* à conserves
einölen *v* huiler
einreiben *v* frotter
einritzen *v s.* einschneiden
einrollen *v* enrouler; tourer (*pâtisserie*)

einrühren *v* s. beimengen
einsalzen *v* s. pökeln
Einsalzen *n* s. Pökeln
einschätzen *v* évaluer, calculer
Einschätzung *f* évaluation *f*
einschlagen *v* s. einwickeln
einschneiden *v* inciser, entailler
Einschnitt *m* entaille *f*, incision *f*
eintauchen *v***/in etw** plonger dans qc
Eintopf *m soupe épaisse, à base de légumes verts ou secs, ou de pâtes, avec viande ou saucisses, consommée comme plat unique*
einweichen *v* tremper, mettre à dégorger
einwickeln *v* s. envelopper
Eis *n* glace *f*
Eisbecher *m* coupe *f* de glace, coupe *f* glacée
Eisbergsalat *m* laitue *f* iceberg
Eisbein *n jarret de porc, saumuré et cuit*
Eischnee *m* blancs *mpl* d'œufs montés en neige
Eisenkraut *n*, **Eisenkrauttee** *m* verveine *f*
Eiskaffee *m* café *m* liégeois
eiskalt glacé
Eismaschine *f* sorbetière *f*
Eissalat *m* batavia *f* (*salade*)
Eiswasser *n* eau *f* glacée
Eiswürfel *m* glaçon *m*
Eiweiß *n* 1. blanc *m* d'œuf; 2. protéïne *f*
Email *n* émail *m*
emailliert émaillé
Empfang *m* accueil *m*
empfangen *v* accueillir
empfehlen *v* recommander
Empfehlung *f* recommandation *f*
emulgieren *v* émulsionner
Emulsion *f* émulsion *f*
Endivie *f* 1. frisée *f* (*salade*); 2. scarolle *f*
Endstück *n* talon *m* (*rôti, fromage*)
Engelwurz *f* angélique *f*
Entchen *n* s. Jungente
Ente *f* cane *f*
entbeinen *v* s. ausbeinen
enteisen *v* dégivrer
Entenbrust *f* magret *m* (de canard)
entfernen *v* enlever, retirer, supprimer
entfetten *v* dégraisser
enthäuten *v* s. abhäuten
enthülsen *v* écosser
entkalken *v* détartrer
entkernen *v* épépiner
entkorken *v* déboucher
entlüften *v* s. lüften
Entlüftung *f* s. Lüftung
entrahmen *v* écrémer
entsaften *v* fouler
entsalzen *v* dessaler
entschalen *v* décortiquer
entschäumen *v* écumer
entschuppen *v* écailler
Entschuppungsgerät *n* écailleur *m* (à poisson)
entschwarten *v* s. abschwarten
entsteinen *v* dénoyauter
entstielen *v* équeuter
entziehen *v* soustraire, éliminer
Enzian *m* s. Enziangeist
Enziangeist *m* gentiane *f*
Erbse *f* petit pois *m*
Erdbeere *f* fraise *f*
Erdnuss *f* arachide *f*, cacahouète *f*, cacahuète *f*
Erdnussbutter *f* beurre *m* d'arachide
erhitzen *v* (faire) chauffer, réchauffer
erhitzt/im Wasserbad chauffé au bainmarie
erkalten (lassen) *v* s. abkühlen (lassen)
Ernährung *f* alimentation *f*
Ernährungs... s. Nahrungs...
Erpel *m* canard *m*
Ersatz *m* succédané *m*, ersatz *m*
ersetzen *v* remplacer
Erzeugnis *n* produit *m*
essen *v* manger
essen *v***/zu Abend** 1. dîner; 2. souper (*très tard dans la soirée*)
essen *v***/zu Mittag** déjeuner
Essen *n* s. Mahlzeit
Essenz *f* essence *f*, extrait *m*
Essig *m* vinaigre *m*
Essigessenz *f* vinaigre *m* concentré (*25 % à 40 % d'acidité*)
Esskastanie *f* marron *m*, châtaigne *f*
Esslöffel *m* s. Suppenlöffel
Estragon *m* estragon *m*
Euter *n* pis *m*
Extrakt *m* s. Essenz

F

Faden *m* fil *m*
Fadennudel *f* vermicelle *f*
Farbe *f* couleur *f*
färben *v* colorer

Farbstoff *m* colorant *m*
Färbung *f* coloration *f*, prise *f* de couleur
Farce *f s.* Füllung
farcieren *v s.* füllen
Färse *f* génisse *f*
Fasan *m* faisan *m*
Faser *f* fibre *f*
faserig fibreux
Fäustling *m* moufle *f*
Feder *f* plume *f*
Federwild *n* gibier *m* à plumes
fegen *v s.* kehren
Feige *f* figue *f*
fein *s.* dünn • **fein schneiden** *s.* ziselieren
Feinkostsalat *m* salade *f* composée
Feinschmecker *m* gourmet *m*
Feinschneider *m* éminceur *m*
Felchen *m variété de poisson très fin, du lac de Constance*
Feldhase *m* lièvre *m*
Feldsalat *m* doucette *f*, mâche *f*, salade *f* de blé
Fenchel *m* fenouil *m*
Ferkel *n* cochon *m* de lait
fertig prêt
fest ferme (*consistance*) • **fest kochend** à chair ferme (*pomme de terre restant ferme à la cuisson*)
Festigkeit *f* fermeté *f*
fett gras
Fett *n* gras *m*, graisse *f*, matière *f* grasse
Fettabscheider *m* bac *m* de décantation (de graisse)
fettarm allégé de graisse
Fettgehalt *m* teneur *f* en matière grasse
Fettgewebe *n* tissu *m* adipeux
fetthaltig contenant de la graisse
feucht humide
Feuchtigkeit *f* humidité *f*
Feuer *n* feu *m*, flamme *f*
feuerfest réfractaire, résistant à la chaleur
Filet *n* filet *m*
Filet *n*/**falsches** *s.* Bugfilet
filetieren *v*, **filieren** *v* fileter
Filiermesser *n* couteau *m* à fileter
Filter *m* filtre *m*
Filterpapier *n* papier-filtre *m*, papier *m* filtrant
filtrieren *v* filtrer
Fingerschale *f* rince-doigts *m*
Fisch *m* poisson *m*
fischen *v* pêcher
Fischer *m* pêcheur *m*
Fischfang *m* pêche *f*
Fischhändler *m* poissonnier *m* (*marchand*)
Fischheber *m* spatule *f* à poisson, pelle *f* à poisson, truelle *f* à poisson
Fischkessel *m* poissonnière *f*
Fischkoch *m* poissonnier *m* (*cuisinier*)
Fischräucherei *f* saurisserie *f*
Fischschuppe *f* écaille *f*
Fischstäbchen *n bâtonnets de poissons émiettés, panés et frits*
Fischsud *m* court-bouillon *m*
Fischsuppe *f* soupe *f* de poissons
flach plat • **flach schlagen** aplatir
Flachkasserolle *f s.* Sauteuse
Fladen *m* galette *f* (*pain*)
Fladenbrot *n pain oriental, en forme de faluche*
Flädle *npl fines lanières de crêpes, comme garniture de consommé, „Flädlesuppe" (spécialité de Souabe)*
flambieren *v* flamber
Flambierbrenner *m s.* Flammgerät
Flamme *f s.* Feuer • **auf großer Flamme** à feu vif • **auf kleiner Flamme** à petit feu, à feu doux
Flammgerät *n*, **Flämmpistole** *f* torche *f*, chalumeau *m*
Flanke *f* flanchet *m* (sans os) (*gibier*)
Flasche *f* bouteille *f*
Flaschenöffner *m* ouvre-bouteille *m*
flechten *v* tresser
Flechtgebäck *n s.* Zopf
Fleisch *n* viande *f*
Fleischabfälle *mpl* rognures *fpl*
Fleischbrühe *f* bouillon *m* de viande, consommé *m*
Fleischkäse *m s.* Leberkäse
Fleischklopfer *m* batte *f* à viande
Fleischklößchen *n* boulette *f* de viande
Fleischmagen *m s.* Kaumagen
Fleischpflanzl *m s.* Fleischklößchen
Fleischspießchen *n* brochette *f* (de viande)
Fleischvogel *m s.* Roulade
Fleischwolf *m* hachoir *m* mécanique, broyeur *m*
Fleischwurst *f* saucisse *f* de viande (*un genre de cervelas*)
fließen *v* couler
Flocke *f* flocon *m*
Flomen *m s.* Schmer
Flosse *f* nageoire *f*
Flügel *m* aile *f*
Flügelspitze *f* aileron *m*

Flugente *f s.* Wildente
Flunder *f* flet *m*
flüssig liquide
Flüssigkeit *f* liquide
Folie *f s.* Klarsichtfolie
Fond *m* fond *m* (*bouillon de fond pour sauces*)
Fondantmasse *f* fondant *m*
Forelle *f* truite *f*
Form *f* moule *m*, forme *f* • **aus der Form nehmen** démouler • **eine Form auslegen** foncer (un moule) • **in eine Form geben** mouler
formen *v* façonner, former, mettre en forme
Frankfurter Würstchen *n* saucisse *f* de Francfort (*ressemble à la saucisse de Strasbourg*)
freilegen *v s.* lösen (sich)
Frikadelle *f s.* Fleischklößchen
Frikandeau *m* sous-noix *f* (*veau*)
Frikassee *n* fricassé *m*
Frikassee *n* **mit weißer Soße** blanquette *f*
frisch *s.* kühl
Frische *f* fraîcheur *f*
Frischkäse *m* fromage *m* frais
Frischling *m* marcassin *m*
Friteuse *f* friteuse *f*, bassine *f* à frire
fritieren *v* frire, faire frire
Fritten *fpl s.* Pommes
Fritüre *f* friture *f*
Fritürekelle *f* écumoire *f* à friture
Fritürekorb *m* panier *m* à frire
Fritüretopf *m s.* Friteuse
Froschschenkel *m* cuisse *f* de grenouille
Frucht *f* fruit *m*
Früchte *fpl*/**glasierte** fruits *mpl* candis
Früchtebrot *n pain sucré contenant un fort pourcentage de fruits secs* (*spécialité du sud de l'Allemagne, souvent pour Noël*)
Früchtegelee *n* gelée *f* de fruits
Früchtemus *n*/**gezuckertes** marmelade *f*
Fruchtfleisch *n* pulpe *f*
fruchtig fruité
Fruchtpresse *f* presse-fruit *m*
Fruchtsaft *m* jus *m* de fruit
Frucht(saft)eis *n* sorbet *m*
Frühgemüse *n* primeurs *fpl*
Frühlingszwiebel *f* oignon *m* blanc
Frühstück *n* petit-déjeuner *m*
Füllcreme *f* crème pâtissière
füllen *v* 1. remplir (*en gén.*); 2. farcir (*viande, tomates etc.*); 3. fourrer (*pâtisserie, bonbons etc.*)
Füllmenge *f s.* Inhalt
Füllung *f* 1. farce *f* (*en gén.*); 2. chair *f* à saucisse, chair *f* à tomates etc. (*pour viandes, légumes etc.*); 3. crème *f*, crème *f* pâtissière, crème *f* de chocolat, crème *f* aux amandes etc. (*pour pâtisseries*)
Fürst-Pückler-Eis *n un genre de plombière* (*glace*)

G

Gabel *f* fourchette *f*
Galantine *f* dodine *f*, ballottine *f*, galantine *f*
Galle *f* fiel *m*
Gallerte *f s.* Aspik
Gämse *f* chamois *m*
Gang *m mets s'inscrivant dans une succession de plats dans un menu*
Gans *f* oie *f*
Gänseleberpastete *f* pâté *m* de foie gras
ganz entier
Ganzen/im en entier
gar (cuit) à point (*viande*)
garen *v s.* braten
Garen *n s.* Braten
Garderobe *f* vestiaire *m*
gären *v* fermenter
Gärung *f* fermentation *f* (*en gén.*)
Garnele *f s.* Krabbe
garnieren *v s.* verzieren
Garnierung *f*, **Garnitur** *f s.* Verzierung
Gartenkresse *f* cresson *m* alénois
garziehen *v s.* pochieren
Gasflamme *f* feu *m* nu
Gasherd *m* cuisinière *f* à gaz
Gebäck *n s.* Konditoreiware
geben *v*/**in eine Form** mouler
Gebläse *n* ventilation *f*, soufflerie *f*
Geflügel *n s.* Geflügelfleisch • **Geflügel zunähen** *s.* bridieren
Geflügelfleisch *n* volaille *f*
Geflügelschere *f* coupe-volailles *m*, sécateur *m*
gefriergetrocknet lyophilisé
Gefrierpunkt *m* point *m* de congélation
Gefrierschrank *m*, **Gefriertruhe** *f* congélateur *m*
Gehacktes *n s.* Hackfleisch

Gehalt *m* teneur *f*
gekörnt granulé
Gekröse *n* fraise *f* (*veau*)
gekrümmt courbe (*saucisse*)
gelb jaune
Gelbwurst *f saucisson à farce fine, avec enveloppe au colorant jaune*
Geld *n* argent *m* (*monnaie*)
Gelee *n s.* Aspik
Geleeabsatz *m* séparation *f* de gelée
Geleefrucht *f* pâte *f* de fruits
gelieren *v* gélifier
Geliermittel *n* gélifiant *m*
Gelierzucker *m* sucre *m* gélifiant
gemahlen mouliné (*en gén.*); en poudre
gemischt mélangé, panaché
Gemüse *n* légume *m*
Gemüsealge *f* salicorne *f*
Gemüsebett *n* lit *m* de légumes
Gemüsebrühe *f* bouillon *m* de légumes
Gemüsehobel *m s.* Mandoline
Gemüsekürbis *m* potiron *m*
Gemüsemesser *n* couteau *m* à émincer
Gemüsezwiebel *f* oignon *m* jaune, oignon-légume *m*
genau exact, précis
Genauigkeit *f* précision *f*
gerade droit
Gerät *n* appareil *m*, ustensile *m*
geräuchert fumé
Gericht *n* plat *m*, mets *m*
gerinnen *v* coaguler, cailler
Gerinnung *f* coagulation *f*
geröstet torréfié (*café*)
Gerste *f* orge *f*
Geruch *m* odeur *f*, fumet *m*
Geschäftsessen *n* déjeuner d'affaires
geschätzt apprécié
Geschirr *n* vaisselle *f* • **Geschirr spülen** faire la vaisselle
Geschirrspülen *n* plonge *f* (*lavage de vaisselle*)
Geschirrspülmaschine *f* lave-vaisselle *m*
Geschirrspülraum *m* plonge *f*, souillarde *f*
Geschirrtransportwagen *m* chariot à vaisselle
Geschirrtuch *n* torchon *m*
Geschlinge *f* fressure *f* (*tous les organes à l'intérieur du thorax, parfois accommodés comme ragoût*)
Geschmack *m* 1. goût *m*, saveur *f*; 2. parfum *m* (*glace, sorbet*)
Geschmacksverstärker *m* rehausseur *m* d'arôme
geschmeidig souple, élastique
Geschnetzeltes *n* émincé *m*
geschützt protégé
gesund sain
Gesundheit *f* santé *f*
gesüßt/mit Honig miellé
Getränk *n* boisson *f*
Getreide *n* céréales *fpl*
Getreideart *f* céréale *f*
Gewicht *n* poids *m* • **nach Gewicht** selon poids, s. p.
Gewinn *m* bénéfice *m*
Gewinnspanne *f* marge *f* bénéficiare
gewöhnlich ordinaire
Gewürz *n* condiment *m*, épice *f*
Gewürzgurke *f* cornichon *m*
Gewürznelke *f* clou *m* de girofle
Gewürzpflanze *f* aromate *m*, herbe *f* aromatique
Gewürzsträußchen *n* bouquet *m* garni
gewürzt/mit Knoblauch aillé
giftig toxique
gießen *v* verser
Gießrand *m* bord *m* verseur
Glanz *m* brillance *f*
glänzend brillant
Glas *n* verre *m*
Gläserspülmaschine *f* lave-verres *m*
Gläser(**trocken**)**tuch** *n* essuie-verre(s) *m*
glasieren *v* glacer
Glasieren *n*, **Glasur** *f* glaçage *m*
glatt 1. lisse; 2. homogène, uniforme, régulier
Glattbutt *m* barbue *f* (*poisson*)
gleichförmig *s.* glatt
Glocke *f* cloche *f*
Glühplatte *f* plaque *f* coup de feu
Goldbarsch *m s.* Rotbarsch
Goldbrasse *f s.* Dorade
Goldbutt *m s.* Scholle
goldgelb jaune doré
Grad *m* degré *m*
Granatapfel *m* grenade *f*
Grapefruit *f s.* Pampelmuse
Gräte *f* arête *f*
gratinieren *v* gratiner
Graubrot *n* pain *m* bis, pain *m* gris
Graupe *f* grain *m* d'orge (mondé)
Greyerzer *m* gruyère *m*
Griebe *f* gratton *m*
Griebenschmalz *n saindoux avec grattons*
Griebenwurst *f boudin de qualité simple avec dés de gras cuits, consommé froid*
Gries *m* semoule *f*

Griesklößchen *n petite boulette de semoule, comme garniture de consommé*
Grill *m* gril *m*, barbecue *m* (*jardin*)
grillen *v* griller
Grillgericht *n* grillade *f*
Grillplatte *f* gril *m*
grob grossier, gros
Größe *f* grosseur *f* • **nach Größe** selon grosseur, s. g.
Großmarkt *m* marché *m* de gros
grün 1. vert (*couleur*); 2. frais, pas mûr (*p. ex qualité du gras frais non salé, qualité du hareng frais, etc.*)
Grund *m* fond *m*
Grundlage *f* base *f* • **auf der Grundlage von** à base de
gründlich à fond
Gründling *m* goujon *m*
Grünkern *m grains d'épeautre récoltés à mi-maturité, commercialisés égrugés ou en farine*
Grünkernsuppe *f soupe épaisse de grains égrugés de jeune épeautre, souvent servie avec des saucisses*
Grünkohl *m* chou *m* vert
grünlich verdâtre
„Grünzeug“ *n* „verdure“ *f* (*fam.*)
Grütze *f bouillie ou purée de céréales égrugées, servant parfois de gélifiant*
Grütze *f*/**rote** *purée un peu acidulée de fruits rouges, légèrement gélifiée ou épaissie au tapioca, servie comme dessert* (*spécialité du nord de l'Allemagne*)
Gugelhupf *m baba en forme de kouglof*
Gulasch *m* goulache *m*, goulasch *m*
Gurke *f* concombre *m*
Guss *m* coulée *f*, jet *m*
Gusseisen *n* fonte *f*
Gutedeltraube *f* chasselas *m* (*un des meilleurs raisins de table*)
Gütesiegel *n*, **Gütezeichen** *n* label *m* (de qualité)

H

Haarsieb *n* tamis *m* de crin
Haarwild *n* gibier *m* à poils
Hachse *f* jarret *m*
Hackbeil *n* couperet *m*
Hackbeil *n*/**kleines** feuille *f* (*petite hache de boucher*)
Hackblock *m* billot *m*
Hackbraten *m viande hachée montée en rôti*
hacken *v* hacher
hacken *v*/**fein** hacher menu
Hackepeter *m s.* Mett
Hackfleisch *n* viande *f* hachée (à farcir), hachis *m*
Hacksteak *n* bifteck *m* haché, steak *m* haché
Hacksteak *n*/**rohes** steak *m* tartare
Haddock *m* haddock *m* (*filet d'églefin fumé*)
Hafer *m* avoine *m*
Haferflocke *f* flocon *m* d'avoine
Hagebutte *f* églantine *f*
Hagelzucker *m* sucre *m* en grains
Hahn *m* coq *m*
Hahn *m*/**junger** coquelet *m*
Hähnchen *n s.* Hühnchen
Hai *m*, **Haifisch** *m* requin *m*
halbbitter mi-amer
Halbgefrorenes *n s.* Softeis
Hälfte *f* moitié *f*
Hals *m* 1. cou *m* (*en gén.*); 2. collier *m* (*bœuf, veau, mouton*); échine *f* (*porc*)
Halstuch *n* tour *m* de cou
haltbar de bonne conservation
Haltbarkeit *f* conservation *f*
Hamburger Aalsuppe *f matelote d'anguilles au bouillon de porc, avec légumes, pruneaux et rondelles de pommes séchées* (*spécialité de Hambourg*)
Hamburger Rauchfleisch *n morceau de cuisse de bœuf salé, fumé et cuit* (*spécialité de Hambourg, appellation d'origine*)
Hammel *m* mouton *m*, brebis *f*
Hammelhoden *m* rognon *m* blanc (de mouton)
Hand *f* main *f* • **eine Hand voll** une poignée de
Handelsmarke *f* marque *f* commerciale
Handgriff *m* poignée *f*
Handgriff *m*/**kleiner** oreille *f* (*p. ex. d'une cassolette*)
Handlauf *m* main-courante *f*
Handmixer *m* mixeur *m* plongeant
Handmühle *f*/**kleine** moulinet *m*, moulinette *f*
Handschuh *m* gant *m*
Handtuch *n* essuie-mains *m*
Harfe *f* lyre *f* (*pour couper fromage, foie gras etc.*)

hart 1. dur (*en gén.*); 2. coriace (*viande*) • **hart werden** durcir
Hartkäse *m* fromage *m* à pâte dure
Hartweizen *m* blé *m* dur
Hase *m s.* Feldhase
Hasenpfeffer *m* civet *m* de lièvre
Haselnuss *f* noisette *f*
Hauptgang *m*, **Hauptgericht** *n* plat *m* principal
hausgebeizt mariné à la maison
hausgemacht fait maison
Hauskaninchen *n s.* Kaninchen
Hausmacher... *désignation d'une particularité dans la composition et la préparation d'un produit, en général de charcuterie*
Hausmannskost *f cuisine familiale*
Haut *f* peau *f* • **Haut abziehen** *s.* abhäuten
Haxe *f s.* Hachse
Hebel *m* levier *m*
Hecht *m* brochet *m*
Hefe *f* levure *f*
Hefebrot *n* pain *m* brioché, brioche *f* (*différentes formes: miche, boule, tresse etc.*)
Hefeteig *m* pâte *f* levée
Heidelbeere *f* myrtille *f*
Heidschnucke *f race de viande de brebis, des landes de Lünebourg*
Heilbutt *m* flétan *m*
heiß (très) chaud • **heiß machen** *s.* erhitzen
Henkel *m* anse *f*, oreille *f*
Henne *f s.* Huhn
herb âcre
Herbe *f* âcreté *f*
Herd *m* cuisinière *f*, fourneau *m*
Herd *m*/**an der Wand stehender** fourneau *m* mural
Herd *m*/**freistehender** fourneau *m* central
Hering *m* hareng *m*
Heringshai *m s.* Kalbfisch
Heringssalat *m salade composée de harengs marinés, oignons, pommes, parfois betteraves rouges, et mayonnaise*
Herkunft *f* origine *f*
Herkunftsbezeichnung *f* appellation *f* d'origine
Herkunftsnachweis *m* certificat *m* d'origine
herrichten *v* 1. disposer, dresser (*plats*); 2. préparer
herstellen *v* fabriquer, confectionner, produire
Hersteller *m* fabricant *m*, producteur *m*
Herstellung *f* fabrication *f*, production *f*
Herz *n* cœur *m*
Hilfe *f* aide *f* • **mit Hilfe von** à l'aide de
Hilfskoch *m* aide-cuisinier *m*
Himbeere *f* framboise *f* (*fruit*)
Himbeergeist *m* alcool *m* de framboise, framboise *f*
Himbeertorte *f* fraisier *m*
Himmel und Erde *boudin noir grillé avec des oignons, servi avec purée de pommes de terre et compote de pommes (spécialité de Rhénanie et de Westphalie)*
Hirn *n* cervelle *f*
Hirsch *m* cerf *m*
Hirschkalb *n jeune biche ou jeune cerf*
Hirschkuh *f* biche *f*
Hirse *f* (blé) millet *m*
Hitze *f* (grande) chaleur *f*, flamme *f*, feu *m* • **bei schwacher Hitze** à petit feu, à feu doux
hitzebeständig *s.* feuerfest
Hitzekreislauf *m* circuit *m* de chauffe
H-Milch *f s.* Milch/haltbare
Hobel *m* rabot *m*
hobeln *v* raboter
höflich poli
Höflichkeit *f* politesse *f*
hohl creux
Holunder *m* sureau *m*
Holz *n* bois *m*
Honig *m* miel *m* • **mit Honig gesüßt** miellé • **mit Honig versetzt** miellé
Honoratiorenstück *n s.* Tafelspitz
Hörnchen *n* croissant *m*
Hose *f* pantalon *m*
Hüfte *f* 1. hanche *f* (*bœuf*); rumsteak *m*; 2. quasi *m* (*veau*); 3. pointe *f*, pointe *f* de filet (*porc*)
Huhn *n* poule *f*
Hühnchen *n* poulet *m*
Hühnerbrühe *f* bouillon *m* de volaille
Hühnerklein *n* abattis *mpl*
Hülse *f s.* Schote
Hummer *m* homard *m*
Hummerkrabbe *f* langoustine *f*
Hummersuppe *f* bisque *f* de homard
Hummerzange *f* pince *f* à homard
Hygieneverordnung *f règlementation des mesures d'hygiène*
hygienisch hygiénique

I

Imbiss *m* casse-croûte *m*, en-cas *m*, goûter *m* (*pour les enfants, dans l'après-midi*)
Ingwer *m* gingembre *m*
Inhalt *m* 1. contenu *m*; 2. contenance *f*
Innereien *pl* abats *mpl*
Instantbrühe *f* bouillon *m* cube, fond *m* déshydraté
irden *s.* Keramik...
Islandmuschel *f* clam *m* (*coquillage*)
Isolierkanne *f* pichet *m* isotherme
Italienischer Salat *m salade composée de dés de charcuterie, parfois dés d'œufs durs, légumes, fruits, condiments et mayonnaise*

J

Jacke *f* veste *f*
Jagdwurst *f s.* Schinkenwurst
Jägerschnitzel *n escalope en sauce, aux champignons forestiers*
Jahresurlaub *m* congés *mpl* annuels, fermeture *f* annuelle
Jahreszeit *f* saison *f* • **abhängig von der Jahreszeit** saisonnier
jahreszeitlich bedingt saisonnier
Jahrgang *m* millésime *m* (*vin*)
Jahrgangsangabe/mit millésimé
Jakobsmuschel *f* coquille *f* Saint-Jacques
Jenaer Glas *n* verre *m* réfractaire; pyrex *m* (*différentes marques commerciales, citeés souvent comme génériques*)
Jod *n* iode *m*
Joghurt *m* yaourt *m*
Johannisbeere *f*/**rote** groseille *f*
Johannisbeere *f*/**schwarze** cassis *m*
jung jeune
Jungente *f* canette *f*, caneton *m*
Jungfasan *m* faisandeau *m*
Junghase *m* levraut *m*
Jungrind *n s.* Färse
Jungschwein *n* goret *m*, porcelet *m*

K

Kabeljau *m* cabillaud *m*
Kaffee *m* café *m* • **ein koffeinfreier Kaffee** „un déca"
Kaffeekanne *f* cafetière *f*
Kaffeelöffel *m* cuiller *f* à café
Kaffeemaschine *f* percolateur *m*
Kaiserfleisch *n deux bacons assemblés dans un moule et cuits*
Kaisergranat *m s.* Hummerkrabbe
Kaiserkirsche *f* bigarreau *m*
Kaiserschote *f s.* Zuckerschote
Kaiserschmarrn *m morceaux de crêpes très riches en œufs* (*jaunes dans la pâte, et blancs battus en neige incorporés*), *servis saupoudrés de raisins secs, de sucre glace, et nappés de confiture* (*à l'origine, spécialité autrichienne*)
Kakao *m* cacao *m*, chocolat *m* (à boire)
Kalb *n s.* Kalbfleisch
Kalbfisch *m* requin-taupe *m*
Kalbfleisch *n* veau *m*
Kalbfleisch *n*/**eingemachtes** blanquette *f* de veau
Kalbsbries *m* ris *m* de veau
Kalbsbrust *f*/**gefüllte** poitrine *f* de veau farcie
Kalbsbrustscheibe *f* tendron *m* (de veau)
Kalbsfrikassee *n s.* Kalbfleisch/eingemachtes
Kalbsgekröse *n* fraise *f* (de veau)
Kalbskäse *m pâte de viande fine de veau, moulée et cuite au four*
Kalbskeule *f* cuisseau *m* (*veau*)
Kalbskopf *m* tête *f* de veau (*en Allemagne: souvent servie en tranches panées*)
Kalbsleberwurst *f saucisse à base de viande et/ou de foie de veau, cuite, à tartiner*
Kalbsmedaillon *n* médaillon *m*, mignon *m* de veau
Kalbsnierenbraten *m* longe *f* de veau (avec rognon), rognonnade *f*
Kalbsnuss *f* noix *f* pâtissière (*veau*)
Kaldaunen *fpl* tripes *fpl*
Kalmar *m* calmar *m*, calamar *m*, encornet *m*
kalt froid • **kalt stellen** refroidir, rafraîchir, mettre au frais
Kälte *f* froid *m*
Kältemaschine *f* réfrigérant *m*

Kalte Platte *f plateau garni de charcuterie et de viande froide en coupe*
Kaltschale *f compote de fruits, liée à la fécule, servie froide en dessert, avec de petites meringues*
Kamille *f* camomille *f* (*romaine*)
Kamin *m* cheminée *f*
Kamm *m s.* Nacken
Kammmuschel *f s.* Meermandel
kandieren *v* (se) candir, confire
Kandiszucker *m* sucre *m* candi
Kaninchenfrikassee *n* gibelotte *f* de lapin
Kaninchen *n* lapin *m*
kannelieren canneler (*pâte*)
Kapaun *m* chapon *m*
Kaper *f* câpre *f*
Karaffe *f* carafe *f*
Karaffe *f*/**kleine** carafon *m*
Karamell *n* caramel *m*
karamellisieren *v s.* bräunen
Karbonade *f* carré *m* de côtes (*porc*)
Karierholz *n s.* Rolle
Karotte *f s.* Möhre
Karpfen *m* carpe *f*
Karpfen *m*/**gefüllter** *carpe farcie de différents autres poissons, servie avec betteraves rouges et salade de pommes de terres sucrée* (*plat yiddish*)
Kartoffel *f* pomme *f* de terre
Kartoffelkrokette *f petit beignet de purée de pommes de terre, du genre pommes dauphines*
Kartoffelpuffer *m petites boulettes plates de pommes de terre crues râpés, liées à la crème et à l'œuf et poëlées*
Käse *m* fromage *m*
Käsegebäck *n pâtisserie contenant du fromage râpé*
Käsekuchen *m s.* Käse(sahne)torte
Käseplatte *f* plateau *m* de fromages
Käse(**sahne**)**torte** *f* tarte *f* au fromage blanc
Käsewagen *m* chariot *m* de fromages
Kasseler Kamm *m spécialité d'échine salée et fumée*
Kasseler Rippchen *n*, **Kasseler Rippenspeer** *m carré de porc avec os, salé et fumé, consommé cru ou cuit* (*appelé aussi parfois en France „kassler"*)
Kasserole *f* casserole *f*
Kastanie *f* châtaigne *f*, marron *m*
Kastanie *f*/**kandierte** marron *m* glacé
Kästchen *n* coffret *m*
Katenschinken *m jambon fumé à froid, en cheminée* (*spécialité du Schleswig-Holstein*)
Katzenhai *m* roussette *f*
Kauf *m s.* Einkauf
kaufen *v s.* einkaufen
Kaumagen *m* gésier *m*
Kaviar *m* caviar *m*
kehren *v* balayer
Keim *m*, **Keimling** *m* germe *m*
Keks *m* (petit) sablé *m*
Kelchglas *n* flûte *f*
Keller *m* cave *f*, cellier *m*
Kellermeister *m* maître *m* des chais
Kellerverwalter *m* caviste *m*
Kellner *m* garçon *m* (de café ou de restaurant), serveur *m*
Kellnerin *f s.* Bedienung
Kennzeichnungspflicht *f* obligation *f* de mention
Keramik... en terre
Kerbel *m* cerfeuil *m*
Kern *m* pépin *m* (*dans fruits*); grain *m*
kernig *s.* fest
Kernobst *n* fruits *mpl* à pépins
Kernschinken *m noix de jambon salé, fumé, cru*
Kerzenhalter *m* chandelier *m*, candelabre *m*, bougeoir *m*
Kessel *m* bassine *f*
Kesselfleisch *n s.* Wellfleisch
Keule *f* 1. cuisse *f* (*bœuf, volaille*); 2. cuisseau *m* (*veau*); 3. gigot *m* (*agneau, mouton*); 4. cuissot *m*, gigue *f* (*gibier*)
Kichererbse *f* pois *m* chiche
Kindersitz *m* chaise *f* pour enfants
kippen *v* basculer
Kippbratpfanne *f* sauteuse *f* basculante
Kippkochkessel *m* marmite *f* basculante
Kirsche *f* cerise *f*
Kirsche *f*/**kleine wilde** guigne *f*
Kirschwasser *n* eau *f* de vie de cerises, kirsch *m*
Kissen *n* coussin *m*
klar clair
klären *v* clarifier
Klären *n s.* Klärung
Klarsichtfolie *f* film *m* alimentaire, papier *m* film • **in Klarsichtfolie einhüllen** filmer • **mit Klarsichtfolie abdecken** filmer
Klärung *f* clarification *f*
kleben *v* coller
Kleiderbügel *m* cintre *m*
Kleie *f* son *m*

Kleingebäck *n* petits fours *mpl*
Klimaanlage *f* climatisation *f*
Klinge *f* lame *f*
Klippfisch *m s.* Stockfisch
Klops *m s.* Kloß
Kloß *m* boulette *f* (*en gén.*)
Klößchen *n* quenelle *f*, petite boulette *f*
Klümpchen *n s.* Klumpen
Klumpen *m* grumeau *m*
Klumpen *m*/**sehr großer** motte *f*
klumpig grumeleux, granuleux
knackig *s.* fest
Knackwurst *f petite saucisse* (*ressemble à la saucisse de Strasbourg*)
kneten *v* malaxer, pétrir
Knoblauch *m* ail *m* • **mit Knoblauch gewürzt** aillé
Knoblauchpresse *f* presse-ail *m*
Knoblauchwurst *f* saucisson *m* à l'ail
Knoblauchzehe *f* gousse *f* d'ail
Knochen *m* os *m* • **Knochen lösen** *s.* ausbeinen
Knochenmark *n* moelle *f*
Knochensäge *f* scie *f* à os
Knochenschinken *m* jambon *m* à l'os
knochig osseux
Knödel *m s.* Kloß
Knorpel *m* cartilage *m*
Knurrhahn *m* grondin *m*
knusprig croustillant, croquant
Koch *m* cuisinier *m*
köcheln *v* frémir (*chauffer sans atteindre le point d'ébullition*)
köcheln (lassen) *v* (laisser) mijoter, (laisser) mitonner, cuire à petit feu
kochen *v* 1. faire la cuisine, cuisiner; 2. *s.* sieden
Kochen *n* cuisson *f*
kochend *v*/**fest** à chair ferme (*pomme de terre restant ferme à la cuisson*)
kochfertig prêt à cuire (*dans du liquide*; *plat en sauce etc.*)
Kochfläche *f s.* Kochplatte
Kochfleisch *n s.* Siedfleisch
Kochkessel *m* bouilloire *f*
Kochlöffel *m* cuiller *f* en bois
Kochmütze *f* toque *f*
Kochplatte *f* 1. table *f* de cuisson (*grande dimension*); 2. plaque *f* de cuisson (*plus petite*)
Kochschinken *m s.* Schinken/gekochter
Kochschrank *m* armoire-fourneau *f*, cuiseur *m*
Kochtopf *m* cocotte *f*, marmite *f* (*grande dimension*)
Kochzeit *f* durée *f* de cuisson (*un liquide*, *plat en sauce etc.*)
koffeinfrei décaféiné
Kohl *m* chou *m*
Kohlensäure *f* gaz *m* carbonique • **mit Kohlensäure** gazeuse (*eau*) • **ohne Kohlensäure** plate (*eau*)
Köhler *m*, **Kohlfisch** *m* lieu *m* noir
Kohlrabi *m petit chou-rave blanc*, *à la peau vert-clair*, *très jeune*, *il peut être mangé cru* (*très peu connu en France*)
Kohlroulade *f roulade de feuilles de chou blanchies*, *farcie de chair à saucisse*
Kohlrübe *f s.* Steckrübe
Kokosfett *n* beurre *m* de (noix de) coco
Kokosmakrone *f* congolais *m*
Kokosnuss *f* noix *f* de coco
Kompott *n* compote *f*
Kondensmilch *f* lait *m* concentré
Konditoreiware *f* pâtisserie *f*
Konfitüre *f* confiture *f*
Konfitüretopf *m* bassine *f* à confiture
Königinpastete *f* bouchée *f* à la reine
Königsberger Klops *m petite boulette de viande*, *au goût caractéristique de câpres émincées incorporées*, *servies en sauce blanche* (*à l'origine spécialité de Königsberg*/*Kaliningrad*)
Königskrabbe *f* bouquet *m*, crevette *f* rose
konservieren *v* conserver
Konservierungsmittel *n* additif *m* de conservation, produit *m* de conservation
Konsistenz *f* consistance *f*
Konzentrat *n* concentré *m*
Kontrolle *f* contrôle *m*
kontrollieren *v* contrôler, vérifier
Kontrolllampe *f* témoin *m* lumineux
Kopf *m* tête *f*
Kopfsalat *m* laitue *f*
Kopfschwarte *f* hure *f* (*porc*)
Korb *m* panier *m*, corbeille *f*
Korken *m* bouchon *m*
Korkenzieher *m* tire-bouchon *m*
Koriander *m* coriandre *m*
Korinthe *f* (petit) raisin *m* sec noir
Korn *n* grain *m*
Korn(schnaps) *m* alcool *m* blanc de blé
körnig *s.* gekörnt • **körnig machen** grainer, grener
koscher kasher
kosten *v* 1. coûter; 2. goûter, déguster

köstlich délicieux
Köstlichkeit *f* délice *m*
Kotelett *n* côte *f*, côtelette *f*
Kotelettstrang *m s.* Karbonade
Krabbe *f* crevette *f* grise
krachig craquant (*légume*)
Kraftbrühe *f* consommé *m*, bouillon *m* de viande (*très concentré*)
Krakauer (Wurst) *f saucisson à gros hachage, fumé deux fois et cuit*
Krake *f* poulpe *f*
Kranz *m* couronne *f*
Krapfen *m* beignet *m*
Kraut *n* herbe *f*
Kräuterquark *m fromage blanc préparé avec des fines herbes*
Kräutersträußchen *n* bouquet *m* garni
Krautwickel *m s.* Kohlroulade
Krebs *m* écrevisse *f* (*eau douce*); crabe *m*, tourteau *m* (*eau de mer*)
Krem *f s.* Creme
kremig *s.* cremig
Kren *m s.* Meerrettich
Kresse *f* cresson *m* (*en gén.*)
Kretzer *m s.* Barsch
Kristallzucker *m* sucre *m* cristallisé
Krokant *m un genre de nougatine*
Krokette *f* croquette *f*
kross *s.* knusprig
Krug *m* cruche *f*
Krug *m*/**kleiner** pichet *m*
Krume *f* mie *f*
Krümel *m* miette *f*
krümelig friable
krümeln *v* (s')émietter
Krümelschublade *f* tiroir *m* à miettes
Kruste *f* croûte *f*
Krustentier *n* crustacé *m*
Küche *f* 1. cuisine *f* (*lieu de travail*); 2. cuisine *f* (*qualité et orientation d'une activité gastronomique*) • **eine sehr gute Küche** une très bonne cuisine
Kuchen *m* gâteau *m*, tarte *f*
Kuchenblech *n* plaque *f* (à pâtisserie)
Kuchenboden *m s.* Teig/ausgerollter
Küchenbrigade *f* personnel *m* de cuisine, brigade *f*
Küchenchef *m* chef *m* de cuisine
Kuchengabel *f* fourchette *f* à gâteau
Küchengarn *n* fil *m* de cuisine
Küchengehilfe *m* commis *m* (de cuisine)
Küchengerät *n* ustensile *m* de cuisine
Küchengeschirr *n* batterie *f* de cuisine
Küchenjunge *m* marmiton *m*
Küchenkräuter *npl* herbes *fpl* aromatiques, aromates *mpl*, fines herbes *fpl*
Küchenkrepp *n* papier-cuisine *m*
Küchenpapier *n s.* Küchenkrepp
Küchenpersonal *n s.* Küchenbrigade
Küchenwecker *m* minuteur *m*
Kugel *f* boule *f*
Kuh *f* vache *f*
kühl frais
kühlen *v s.* kalt stellen
kühlen *v*/**sehr stark** réfrigérer (*près du point de congélation*)
Kühlraum *m* chambre *f* froide
Kühlschrank *m* réfrigérateur *m*
Kühltheke *f* vitrine *f* réfrigérante
Kühltruhe *f* congélateur *m*
Kühlung *f*, **Kühlverfahren** *n* réfrigération *f*
Kühlvitrine *f s.* Kühltheke
Kümmel *m* cumin *m*, carvi *m*
Kümmelschnaps *m* kummel *m*
Kunde *m* client *m*
Kundschaft *f* clientèle *f*
künstlich artificiel
Kürbis *m* courge *f* (*en gén.*); potiron *m*, citrouille *f*
Kurzbraten *n* cuisson *f* rapide
Kuttelfleck *m s.* Gekröse
Kutteln *fpl s.* Kaldaunen

L

Lab *n* présure *f*
Lachs *m* saumon *m*
Lachsschinken *m noix de carré de porc salé, cru, avec ou sans barde*
lagern *v* stocker
Laib *m* 1. miche *f* (*pain*); 2. meule *f* (*fromage*)
Lakritze *f* réglisse *f*
Lamm *n* agneau *m*
Lamprette *f* lamproie *f* (*poisson*)
Land *n* campagne *f*
Landbrot *n* pain *m* de campagne
Land *m* pays *m*
Land(gast)haus *n auberge campagnarde ou hostellerie, avec prestations hôtelières de grand comfort et une cuisine de terroir raffinée*
ländlich (einfach) rustique
Landwein *m* vin *m* de pays

lang long
Länge *f* longueur *f* • **der Länge nach** dans le sens de la longueur
länglich allongé
Languste *f* langouste *f*
Langustine *f s.* Hummerkrabbe
Lattenrost *m* claie *f*
Lattich *m s.* Kopfsalat
Lauch *m* poireau *m*
lauwarm tiède • **lauwarm werden** tiédir
Lavendel *m* lavande *f*
lebend, lebendig vivant
Lebensmittel *n* aliment *m*, denrée *f*
Lebensmittelfarbe *f* colorant *m* alimentaire
Leber *f* foie *m*
Leber *f*/**saure** *foie de veau ou de bœuf émincé, cuit dans une sauce au vinaigre*
Lebercreme *f* mousse *f* de foie, crème *f* de foie
Leberkäse *m pâte m de viande fine, en moule, cuite au four*
Leberklößchensuppe *f bouillon avec, comme garniture, des petites boulettes de foie,*
Leberknödel *m boulette de foie de veau ou de bœuf*; *en Alsace*: *lewerknepfle*
Leberpastete *f* pâté *m* de foie
Leberwurst *f saucisson de pâté de foie*
Leberwurst *f*/**grobe** *saucisse de foie à gros hachage, genre pâté de campagne, à tartiner*
Lebkuchen *m* pain *m* d'épices
leer vide
leeren *v* vider
legen *v* 1. coucher; 2. déposer, conserver
legen *v*/**aufeinander** superposer
legieren *v* lier
leicht 1. facile; 2. léger (*poids*) • **leichter machen** alléger
Lende *f s.* Filet
Lendenbraten *m s.* Lendenstück
Lendenschnitte *f s.* Filetsteak
Lendenstück *n* 1. aloyau *m* (*bœuf*); 2. longe *f* (*veau, chevreuil*)
Lerche *f* alouette *f*
Liebstöckel *m* livèche *f*
Lieferant *m* fournisseur *m*, livreur *m*
liefern *v* fournir, livrer
Likör *m* liqueur *f*
likörartig liquoreux (*vin*)
Limone *f* citron *m* vert
Lindenblütentee *m* tilleul *m*
Linse *f* lentille *f*
Liter *m* litre *m*
locker léger (*pâte*)
lockern *v* alléger (*pâte*)
Löffel *m* cuiller *f*, cuillère *f* • **ein Löffel voll** une cuillerée *f*
Löffelbiskuit *n* 1. biscuit *m* cuiller (*avec sucre glace*); 2. boudoir *m* (*avec sucre cristallisé*)
Löffelhalter *m* porte-cuiller *m*
Lorbeer *m* laurier *m*
lösen *v*/**Knochen** *s.* ausbeinen
lösen *v*/**sich** 1. (se) diluer, (se) dissoudre; 2. (se) dégager
Lösung *f* dilution *f*, solution *f*
Löwenzahn *m* pissenlit *m*
Luft *f* air *m*
lüften *v* aérer
Luftfeuchtigkeit *f* humidité *f* de l'air, hygrométrie *f*
Lüftung *f* aération *f*
Lunge *f* poumon *m*, mou *m*
Lüngerl *n ragoût de poumon vinaigré* (*spécialité de Bavière*)
Lyoner Wurst *f s.* Fleischwurst

M

Magen *m* estomac *m* (*en gén.*)
mager maigre
Magermilch *f* lait *m* maigre, lait *m* écrémé
Maggikraut *n s.* Liebstöckel
mahlen *v* moudre
Mahlzeit *f* repas *m*
Maifisch *m* alose *f*
Majoran *m* marjolaine *f*, origan *m*
Makrele *f* maquereau *m*
Makrone *f* macaron *m*
Malve *f* mauve *f*
Mandel *f* amande *f*
Mandelcreme *f* frangipane *f*
Mandoline *f* rabot *m* à légumes, mandoline *f*
Mangofrucht *f* mangue *f*
Mangold *m* bette *f*, blette *f*
Marinade *f* marinade *f*
marinieren *v* mariner
Mark *n s.* Knochenmark
Markenzeichen *n*/**geschütztes** marque *f* déposée
Markklößchen *n petite boulette de moelle liée à l'œuf, comme garniture de bouillon*

Markknochen *m* os *m* à moelle, savouret *m*
Markt *m* marché *m*
marmoriert *s.* durchwachsen
Marzipan *n*, **Marzipanteig** *m* pâte *f* d'amandes, massepain *m*
Maß *n* mesure *f* • **nach Maß** sur mesure
mästen *v* engraisser
Mastgans *f*/**junge** oison *m*
Masthuhn *n s.* Poularde
Matjeshering *m* hareng *m* mariné
Matjessalat *m s.* Heringssalat
matt terne
Matze *f* pain *m* azyme
Maul *n* museau *m*
Maulbeere *f* mûre *f* (*fruit du mûrier*)
Maultasche *f grosse raviole farcie de viande, d'épinards, d'oignons et d'herbes* (*spécialité de la Souabe*)
Maultier *n* mulet *m*
Meer *n* mer *f*
Meeraal *m* congre *m*
Meeräsche *f s.* Äsche
Meeresfisch *m* poisson *m* de mer
Meeresfrüchte *fpl* fruits *mpl* de mer
Meereskrebs *m* tourteau *m*, crabe *m*
Meermandel *f* pétoncle *f*
Meerrettich *m* raifort *m*
Mehl *n* farine *f* • **mit Mehl bestreuen** (en)fariner, saupoudrer de farine • **Mehl sieben** bluter
Mehlbutter *f* beurre *m* manié
mehlig farineux
Mehlschwitze *f s.* Einbrenne
Mehlsieb *n* blutoir *m*
Mehrwertsteuer (**MwSt**) *f* taxe *f* à la valeur ajoutée (T.V.A.) • **„einschl. MwSt"** „T.V.A. comprise"
Melone *f* melon *m*
Melonenkürbis *m* pâtisson *m*
Menge *f* quantité *f*
Menü *n* menu *m*
Meringe *f* meringue *f*
Messbecher *m* verre *m* gradué, mesure *f*
messen *v* mesurer
Messer *n* couteau *m*
Messerblock *m* bloc *m* à couteaux
Messerschleifer *m s.* Schleifmaschine
Messerspitze *f* pointe *f* (de couteau) (*très petite quantité*)
Mett *n viande de porc hachée, avec oignons, sel et épices, consommée crue*
Mettwurst *f saucisse à pâte fine, crue, à tartiner*
Miesmuschel *f*/**kleine gezüchtete** moule *f* de bouchot
Mikrowellenherd *m* four *m* à micro-ondes
Milch *f* lait *m*
Milch *f*/**haltbare** lait *m* de longue conservation, lait *m* upérisé, lait *m* UHT
Milchlamm *n* agneau *m* de lait
Milchner *m* laitance *f* (*poisson*)
Milchprodukt *n* produit *m* laitier, laitage *m*
Milchpulver *n* lait *m* en poudre
Milchreis *m* riz *m* au lait
mild doux (*assaisonnement*)
Milz *f* rate *f*
Milzwurst *f saucisson à pâte fine, avec gros dés de rate, servie en général en tranches panés* (*spécialité de Bavière*)
mineralisch minéral
Mirabelle *f* mirabelle *f*
mischen *v* mélanger, mêler
Mischgemüse *n* macédoine *f*
Mischung *f* mélange *m*
Mispel(**frucht**) *f* nèfle *f*
Mittagessen *n* déjeuner *m*
Mitte *f* milieu *m*, centre *m*
mittel…, Mittel… 1. moyen (*dimension, qualité*); 2. central (*position du milieu*)
Model *m* module *m*
modellieren *v* modeler
Mohn *m* pavot *m*
Mohnbrötchen *n petit pain blanc saupoudré de grains de pavot, parfois aussi avec des grains de pavot incorporés dans la pâte*
Möhre *f* carotte *f*
Molke *f* petit lait *m*
Morchel *f* morille *f*
Mörser *m* mortier *m*
Mühle *f* moulin *m*
Mulde *f* fontaine *f* (*dans la farine*)
Müllbeutel *m* sac-poubelle *m*
Mülleimer *m*, **Mülltonne** *f* poubelle *f*
Münchener Weißwurst *f boudin blanc, poché, servi à table dans de l'eau très chaude* (*spécialité de Munich, appellation d'origine*)
Mund *m* bouche *f* • **einen Mund voll** bouchée
mürb *s.* weich • **mürb werden** *s.* weich werden
Mürbeteig *m* pâte *f* brisée, pâte *f* sablée
Mus *n s.* Kompott

Muschel *f* 1. coquillage *m* (*en gén.*); 2. coquille *f* (*récipient*; *forme d'un pain ou d'une pâtisserie*)
Muschelgarten *m* bouchot *m* (*bassin d'élevage pour moules*)
Muskatnuss *f* noix *f* de muscade
Muskat(nuss)blüte *f* macis *m*
Muskel *m* muscle *m*
Mutzen *fpl pâte brisée frite*; *en Allemagne*: *spécialité de pâtisserie pendant le carnaval*

N

nach und nach progressivement
Nachspeise *f*, **Nachtisch** *m* dessert *m*
Nacken *m s.* Hals
Nadel *f* aiguille *f*
Nagelholz *n s.* Hamburger Rauchfleisch
Nährstoff *m* élément *m* nutritif, nutriment *m*
Nahrungs... alimentaire
Nahrungsmittel *n s.* Lebensmittel
Nährwert *m* valeur *f* nutritive
Napf *m s.* Schale 1.
natürlich naturel
nehmen *v*/**aus der Form** démouler
Nektarine *f* brugnon *m*
Nelkengewürz *n* clous *mpl* de girofle en poudre
Nest *n* nid *m*
Netz *n*, **Netzfett** *n* crépine *f* (*porc*)
Neunauge *n s.* Lamprette
Nichtraucherbereich *m* espace *m* non fumeurs, zone *f* non fumeurs
niedrig bas
niedriger stellen *v s.* senken
Niere *f* rognon *m*
Nierenfett *n s.* Schmer
Nizza-Salat *m* salade *f* niçoise
Nockerl *n s.* Grießklößchen
Note *f* note *f*, accent *m* (*goût*)
notieren *v s.* aufschreiben
nötig, **notwendig** nécessaire • **falls nötig** si nécessaire • **falls notwendig** si nécessaire
Notwendigkeit *f* nécessité *f*
Nudel *f* nouille *f* (*en gén.*)
Nudelauflauf *m nouilles larges* (*tagliatelle*) *mélangées avec des dés de jambon, liées à l'œuf battu bien épicé, cuites au four dans un moule à soufflé*
Nudelholz *n s.* Rollholz
Nudelmaschine *f* machine *f* à pâtes
Nudeln *fpl s.* Teigwaren
Nudelsalat *m salade de pâtes, genre de salade Marco Polo*
Nudel(teig)trockner *m* séchoir *m* à pâtes
Nürnberger Rostbratwurst *f saucisse de porc, à gros hachage, salée et épicée, à griller* (*spécialité de Franconie, appellation d'origine*)
Nuss *f s.* Walnuss
Nussknacker *m* casse-noix *m*
Nussöl *n* huile *f* de noix
Nussschinken *m* perdrix *f* (*porc salé, fumé*)

O

Oberfläche *f* surface *f*
Oberkellner *m* chef *m* de rang
Oblate *f s.* Matze
Obst *n* fruits *mpl*
Obstler *m alcool blanc de différents fruits* (*en gén. pommes, poires, prunes*)
Obstsalat *m* macédoine *f* de fruits
Ochse *m s.* Rind
Ochsenauge *n s.* Spiegelei
Ochsengaumen *m*, **Ochsenmaul** *n* palais *m* de bœuf
Ochsenmaulsalat *m* museau *m* (de bœuf) à la vinaigrette, salade *f* de museau
Ochsenschwanz *m* queue *f* de bœuf
Ofenthermometer *n* thermomètre *m* de four
Office *n* office *f*
Öffnungszeiten *fpl* heures *fpl* d'ouverture
Ohr *n* oreille *f*
Öl *n* huile *f*
ölig huileux
Olive *f* olive *f*
Omelett *n*, **Omelette** *f* omelette *f*
Orange *f* orange *f*
Orangeat *n* orangeat *m*
Oregano *m s.* Majoran
Osterlamm *n* agneau *m* de Pâques, agneau *m* pascal

P

Paar *n* paire *f*
Palatschinken *m crêpe roulée, fourrée de confiture ou de glace, nappée de chocolat*
Palmenherz *n* cœur *m* de palmier
Pampelmuse *f* pamplemousse *f*, pomélo *m*
Panade *f* panade *f* (*préparation à base de farine, pour sauces et farces*)
panieren *v* paner
Paniermehl *n* chapelure *f*
Pansen *m* panse *f*, gras-double *m*
Panzer *m* carapace *f* (*crustacés*)
Papier *n* papier *m*
Papierfilter *m s.* Filterpapier
Paprika *m* paprika *m* (*condiment*)
Paprikaschnitzel *n s.* Zigeunerschnitzel
Paprika(**schote**) *m*(*f*) poivron *m*
Parfait *n* parfait *m* (glacé)
parieren *v* parer
Pariser Rolle *f poitrine de porc salée, roulée et entourée d'une crépine*
Pariser Zunge *f langue de bœuf salée et cuite*
Passe(**-Plats**) *n*(*m*) passe(-plats) *m*
passieren *v s.* abseihen
Passieren *n* moulinage *m*
Passiersieb *n s.* Chinois
Pastete *f* pâté *m* (froid), terrine *f*
Pastete *f* **im Teigmantel** pâté *m* en croûte
pasteurisieren *v* pasteuriser
Pasteurisierung *f* pasteurisation *f*
Pellkartoffel *f* pomme *f* de terre en robe des champs
Perlhuhn *n* pintade *f*
Perlhuhn *n*/**junges** pintadeau *m*
Perlwein *m* vin *m* perlant, perlant *m*
Perlzwiebel *f* petit oignon *m* blanc
Petermännchen *n* vive *f* (*poisson*)
Petersfisch *m* saint-pierre *m* (*poisson*)
Petersilie *f* persil *m* • **mit Petersilie bedeckt** persillé • **mit Petersilie zubereitet** persillé
Pfaffenstück *n s.* Tafelspitz
Pfälzer Saumagen *m panse de porc farcie de hachis de porc, lard, dés de pommes de terre, poireaux, carottes, herbes; cuite au bain-marie* (*spécialité du Palatinat*)
Pfännchen *n* poëlon *m*
Pfanne *f s.* Bratpfanne • **eine Pfanne voll** poëlée • **in der Pfanne braten** poëler
Pfannkuchen *m* crêpe *f*
Pfeffer *m* 1. poivre *m*; 2. ragoût *m* (*en général de gibier*)
Pfefferkorn *n* grain *m* de poivre
Pfefferkorn *n*/**rotes** baie *f* rouge
Pfefferkuchen *m s.* Lebkuchen
Pfefferminze *f* menthe *f* (*plante*)
Pfefferminztee *m* menthe *f* (*infusion*)
Pfeffermühle *f* moulin *m* à poivre
pfeffern *v* poivrer
Pfefferschote *f*/**milde** piment *m* (doux)
Pfefferstreuer *m* poivrier *m*
Pfifferling *m* chanterelle *f*, girolle *f* (jaune)
Pfirsich *m* pêche *f* (*fruit*)
Pflanzenöl *n* huile *f* végétale
pflanzlich végétal
Pflaume *f* prune *f*
pflücken *v* cueillir
Pfund *n* livre *f*
Pichelsteiner Topf *m morceaux de bœuf, mouton et porc, empilés alternativement dans une casserole, avec oignons et divers condiments; cuits avec un peu d'eau, à petit feu*
pikant *s.* scharf
Pilz *m* champignon *m* (*en gén.*)
Pimpernell *m* pimprenelle *f*
Pinienkern *m* pignon *m*
Pinsel *m* pinceau *m*
Pistazie *f* pistache *f*
Platiermesser *n* couteau *m* à batte
Platte *f* 1. plaque *f*; 2. plat *m* (*vaisselle*)
Plätzchen *n toutes espèces de petites pâtisseries sèches*
Plockwurst *f saucisse crue à pâte fine de bœuf et de porc*
Plötze *f* gardon *m*
pochieren *v* pocher
Pökelbrust *f poitrine de bœuf salée et cuite*
Pökelfleisch *f* demi-sel *m*, salaison *f*
Pökellake *f s.* Salzlake
pökeln *v* saler, saumurer
Pökeln *n* salaison *f*, saumurage *m*
Pökelrippchen *n s.* Kasseler Rippchen
Pomeranze *f* orange *f* amère
Pommes frites *fpl* pommes *fpl* frites
Pommes frites-Schneider *m* coupe-frites *m*
Poularde *f* poularde *f*
Porree *m s.* Lauch
Portion *f* portion *f*

portionieren *v* portionner
Porzellan *n* porcelaine *f*
Porzellan *n***/feuerfestes** porcelaine *f* à feu
Prager Schinken *m jambon cuit en croûte*
Praline *f* bonbon *m* de chocolat, chocolat *m*, crotte *f* de chocolat
Praline *f***/sehr große** bouchée *f* de chocolat
Preis *m* prix *m* • **alles im Preis inbegriffen** tout compris
Preiselbeere *f* airelle *f*
preiswert *s.* billig
Presse *f* presse *f*
pressen *v s.* drücken
Presskopf *m*, **Presssack** *m s.* Schweinskopfsülze
Prise *f* pincée *f*
probieren *v s.* kosten
Pudding *m* 1. flan *m*, crème *f* renversée; 2. *genre de soufflé, cuit au bain-marie*
Puderzucker *m* sucre *m* glace
Pularde *f s.* Poularde
Pulver *n* poudre *f*
Punschring *m* savarin *m*
Püree *n* purée *f*, bouillie *f*
Püreepresse *f* presse-purée *m*
pürieren *v* mettre en purée, réduire en purée
Pute *f* dinde *f*
Puter *m s.* Truthahn
putzen *v* 1. *s.* reinigen; 2. éplucher (*légumes*)

Q

Qualität *f* qualité *f*
Qualitätswein *m* **bestimmter Anbaugebiete** (**Q.b.A.**) *vin de qualité provenant de régions déterminées* (*V.Q.P.R.D.*)
Quark *m* fromage *m* blanc
Quarkspeise *f dessert sucré à base de fromage blanc*
quellen (**lassen**) *v* (laisser) gonfler
Queller *m s.* Gemüsealge
Querrippe *f s.* Spannrippe
Quirl *m s.* Schlagbesen
Quitte *f* coing *m*

R

Radieschen *n* petit radis *m*
Raffinade *f* sucre *m* raffiné
Ragout *n* ragoût *m*, sauté *m* en sauce
Ragout fin *n ragoût de petits dés de volaille et de veau, assaisonné de citron, souvent servi en petit vol au vent, comme une bouchée à la reine* (*à l'origine, spécialité de Berlin*)
Rahm *m* crème *f* (*lait*)
Rahmschnitzel *n* escalope *f* à la crème
Rand *m* bord *m*
ranzig rance
Raps *m* colza *m*
Raspel *f* râpe *f*
raspeln *v* râper
Rauch *m* fumée *f*
Rauch…, Räucher… *s.* geräuchert
Raucherbereich *m* espace *m* fumeurs, zone *f* fumeurs
Räucherfisch *m* poisson *m* fumé
Räucherkäse *m* fromage *m* fumé
räuchern *v* fumer
Räuchern *n* fumage *m*
Räucherspeck *m* lard *m* fumé
Rauchfleisch *n viande de porc salée, fumée à chaud*
Rauke *f* roquette *f* (*salade*)
Raum *m* 1. salle *f*, pièce *f*; 2. espace *m*
Raumtemperatur *f* température *f* ambiante
Rebe *f s.* Weinstock
Rebhuhn *n* perdrix *f*
Rebhuhn *n***/junges** perdreau *m*
Rebsorte *f* cépage *m*
Rechaud *m* réchaud *m*
Rechnung *f* 1. facture *f* (*en gén.*); 2. addition *f* (*restaurant*); 3. note *f* (*hôtel*)
Regal *n* étagère *f*
Regenbogenforelle *f* truite *f* arc-en-ciel
Reh *n* chevreuil *m*
Rehbock *m* brocard *m*
Rehfleisch *n* viande *f* de chevreuil, chevreuil *m*
Reibe *f s.* Raspel
Reibekuchen *m petites boulettes plates de pommes de terre crues râpées, liées à la crème et à l'œuf; servies poêlées*
Reibemühle *f* moulin *m* à râper
reiben *v s.* raspeln
reif mûr
Reife *f* maturité *f*

reifen (**lassen**) *v s.* abhängen
Reifung *f* maturation *f*
rein pur
Reineclaude *f* reine-claude *f*
reinigen *v* nettoyer
Reinigung *f* nettoyage *m*
Reis *m* riz *m*
Reisbrei *m s.* Milchreis
Reismehl *n* poudre *f* de riz
Reneklode *f s.* Reineclaude
Renke *f variété de poisson très fin*, *des lacs de Bavière* (*ressemble au féra des lacs français et suisses*)
reservieren *v* réserver, retenir une table
Reservierung *f* réservation *f*
Rettich *m* radis *m*
Rezept *n* recette *f*
Rhabarber *m* rhubarbe *f*
Ricke *f* chevrette *f*
riechen *v* sentir
Riefholz *n s.* Rillenwalze
Riegel *m* barre *f*
Riesengarnele *f s.* Hummerkrabbe
Rillen/verzieren mit canneler (*pâte*)
Rillenwalze *f* rouleau *m* cannelé
Rind *n* bœuf *m* (*animal*)
Rinderkotelett *n* côte *f* de bœuf
Rinderschmorbraten *m* bœuf *m* braisé, bœuf *m* (à la) mode, bœuf *m* en daube
Rindfleisch *n* viande *f* de bœuf, bœuf *m*
Rindfleischsalat *m* salade *f* de bœuf
Rindswurst *f saucisson de bœuf*, *précuit*
Rinde *f s.* Kruste
Ring *m* anneau *m* • **im Ring** courbe (*saucisse*)
Ringeltaube *f* pigeon *m* ramier, ramier *m*
Rippe *f s.* Kotelett
Rippchen *n carré de porc*, *avec ou sans os*, *salé et cuit*
Roastbeef *n* rosbif *m*, faux-filet *m*, contre-filet *m*
Rochen *m* raie *f* (*poisson*)
Rogen *m* œufs *mpl* de poisson
Roggen *m* seigle *m*
roh cru
Rohkost *f* crudités *fpl*
Rohkostplatte *f*, **Rohkostteller** *m* assiette *f* de crudités, „assiette fraîcheur“
Rohr *n s.* Backofen
Rohrzucker *m* sucre *m* de canne, sucre *m* roux
Rohschinken *m* jambon *m* cru, *salé et fumé*
Rohwurst *f* saucisse *f* crue, saucisson *m* cru
Rollbraten *m* rôti *m* ficelé
Rolldeckel *m* couvercle *m* coulissant
Rolle *f* rouleau *m*
rollen *v* rouler
Rollholz *n* rouleau *m* à pâte, rouleau *m* à pâtisserie
Rollmops *m hareng mariné roulé autour d’un gros cornichon*
Rollschinken *m noix de jambon cru*, *salé*, *fumé*
Römerbraten *m pâte de viande à gros hachage*, *cuite au four dans un moule fermé*
Römertopf *m fait-tout en terre cuite poreuse*, *mis à temper dans de l’eau avant utilisation exclusivement au four*, *pour cuisson très lente*
Rosenkohl *m* chou *m* de Bruxelles
Rosine *f s.* Sultanine
Rosmarin *m* romarin *m*
rösten *v* 1. rissoler, roussir; 2. griller, toaster
Röstkartoffel *f s.* Bratkartoffel
Rotauge *f s.* Plötze
Rotbarbe *f* rouget *m*
Rotbarsch *m* sébaste *m*, rascasse *f* du nord
Rotkohl *m* chou *m* rouge
Rotzunge *f* limande-sole *f*
Roulade *f* paupiette *f* (*veau*); roulade *f*, alouette *f* sans tête, oiseau *m* sans tête
Rouladennadel *f*, **Rouladenspieß** *m* pique *f* à paupiette
Rübchen *n* navet *m* (*blanc*, *violet*)
Rübe *f mot général du sud de l’Allemagne*, *pour rave*, *betterave*
Rübe *f*/**gelbe** *s.* Möhre
Rübe *f*/**rote** betterave *f* rouge (*sud de l’Allemagne*)
Rübenzucker *m* sucre *m* de betteraves
Ruccola *f s.* Rauke
Rücken *m* dos *m*
Rückenspeck *m* 1. bardière *f* (*morceau entier*); 2. barde *f* (*fine tranche*, *pour barder*)
Rückenstück *n* râble *m* (*lièvre*, *lapin*)
Rückverfolgbarkeit *f* traçabilité *f* (*origine d’une viande ou d’une volaille*)
Rügenwalder *f saucisse crue à pâte fine*, *avec miel*, *épices*, *à tartiner* (*spécialité du nord de l’Allemagne*, *appellation d’origine*)

ruhen (**lassen**) *v* (laisser) reposer
Ruhetag *m* fermeture *f* hebdomadaire
Rührei *n* œuf *m* brouillé
rühren *v* remuer, brasser, tourner
Rühren *n* remuage *m* • **unter ständigem Rühren** en remuant régulièrement
Rum *m* rhum *m*
Rumpf *m* carcasse *f*
Rumtopf *m* confiture *f* de vieux garçons (*fruits macérés dans du rhum*)
rund rond
rupfen *v* plumer (*volaille*)
rutschen *v* glisser

S

Säckchen *n* sachet *m*, sac *m*
Safran *m* safran *m*
Safranpistill *m* pistil *m* de safran
Saft *m* jus *m*
saftig juteux
Saftpresse *f* presse-jus *m*
Saftrinne *m* rigole *f* (*à la planche à découper*)
Sägemesser *n* couteau-scie *m*, couteau *m* à scie
Sago *m* tapioca *m*
Sahne *f s.* Rahm
Sahnetorte *f* tarte *f* à la créme
sahnig *s.* cremig, kremig
Saibling *m* omble *m* chevalier
Salamander *m* salamandre *f* (*plaque chauffante ou gril infrarouge supérieurs, pour gratiner ou dorer des plats qui ne supportent pas la chaleur du four*)
Salat *m* salade *f*
Salatschleuder *f* essoreuse *f* à salade
Salatschüssel *f* saladier *m*
Salatseiher *m* panier *m* à salade
Salatsoße *f* sauce *f* de salade (*en gén.*; *dans le nord de l'Allemagne, elle est presque toujours sucrée*)
Salbei *m* sauge *f*
Salm *m s.* Lachs
Salz *m* sel *m*
salzen *v* saler
Salzkartoffel *f* pomme *f* de terre à l'eau, pomme *m* de terre à l'anglaise
Salzkruste *f* croûte *f* de sel
Salzlake *f* saumure *f*
salzlos sans sel
Salzstange *m bâtonnet en pâte feuilletée salée, parfois avec grains de cumin*; *aussi*: *sticks, à pâte de bretzels avec grains de sel*
Salzstreuer *m* salière *f*
Salzwiesenlamm *n* agneau *m* de pré-salé, pré-salé *m*
Samen *m* grain *m*, graine *f*
sämig onctueux
samtig velouté
Sandkuchen *m genre de cake ou quatre-quarts*
Sanduhr *f* sablier *m*
Sardelle *f s.* Anchovis
Sattel *m* selle *f* (*veau, agneau*)
sauber propre
Sauberkeit *f* propreté *f*
sauer acide, aigre • **sauer werden** tourner, aigrir
Sauerampfer *m* oseille *f*
Sauerbraten *m* rôti *m* mariné (*en Rhénanie*: *cuit avec raisins secs ou pruneaux*)
Sauerkirsche griotte *f*, montmorency *f* (*et autres*)
Sauerkraut *n* choucroûte *f*
säuerlich acidulé
Sauermilch *f* lait *m* tourné
Sauerteig *m* levain *m*
Saumagen *m s.* Pfälzer Saumagen
Säure *f* acide *m*
Säuregrad *m* degré *m* d'acidité, acidité *f*
Sauteuse *f* sautoir *m*, sauteuse *f*
Scampo *m s.* Hummerkrabbe
schaben *v* gratter, racler
Schaber *m* grattoir *m*, racloir *m*, raclette *f*, racleur *m*
schädlich nocif
Schaf *f* brebis *f*
Schälchen *n* (petit) bol *m*, coupelle *f*, ramequin *m*
Schale *f* 1. coupe *f*, jatte *f*, bol *m* (*récipients*); 2. peau *f*, pelure *f* (*fruits*); zeste *m* (*agrumes*); 3. carapace *f* (*crustacés*)
schälen *v* 1. peler, éplucher (*fruits en gén., légumes*); 2. monder, émonder (*amandes*); 3. écailler (*œufs, noix*); 4. zester (*agrumes*)
Schalentier *n* coquillage *m* (*en gén.*)
Schälmaschine *f* machine *f* à éplucher
Schälmesser *n* couteau *m* à éplucher
Schalotte *f*, **Schalottenzwiebel** *f* échalotte *f*
Schälrippe *f partie de la poitrine de porc, avec côtes, salée et fumée*

scharf 1. piquant, fort, corsé, relevé, épicé; 2. aiguisé, tranchant (*couteau*)
schärfen *v* affûter, affiler (*couteau*)
Schattenmorelle *f* griotte *f* aigre
schätzen *v* apprécier
Schaufel *f* pelle *f*
Schaum *m* écume *f*, mousse *f*
schäumen *v* mousser
schaumig mousseux • **schaumig schlagen** monter, faire mousser, battre
Schaumkelle *f* écumoire *f*, louche *f* à écumer, pelle *f* à écumer
Schaumlöffel *m s.* Schaumkelle
Schaummasse *f* mousseline *f*
Schaumwein *m* crémant *m* (*appellation contrôlée pour certaines régions de production*); (vin) mousseux *m*, (vin) pétillant *m*
Scheibchen *n* lamelle *f*
Scheibchen *n*/**rundes** rondelle *f*
Scheibe *f* tranche *f*
Scheibe *f*/**dicke** tronçon *m*
Scheiben *fpl* **schneiden/in** *s.* aufschneiden
Scheiterhaufen *m plat sucré de couches successives de fines tranches de pain imbibées de lait et d'œuf, de raisins secs, amandes et morceaux de pommes, cuit au four*
Schellfisch *m* églefin *m*, aiglefin *m*
Schellfischfilet *n*/**geräuchertes** haddock *m*
Schenkel *m s.* Keule
Schere *f* ciseaux *mpl*
Schicht *f* couche *f*
schieben *v* glisser, pousser
schieben *v*/**in den Backofen** enfourner
Schiffchen *n* barquette *f*
Schildkröte *f* tortue *f*
Schillerlocke *f 1. filet ventral fumé, de l'élinette* (*poisson*); *2. pâtisserie feuilletée, en rouleau, servie avec de la crème Chantilly*
Schimmel *m* moisissure *f*
Schimmelkäse *m* fromage *m* bleu, bleu *m* (*en gén.*)
schimmeln *v* moisir
Schinken *m* jambon *m*
Schinken *f*/**gekochter** *s.* Kochschinken
Schinkeneisbein *n* jambonneau *m*
Schinkenform *m* moule *m* à jambon
Schinkenmesser *n* couteau *m* à jambon
Schinkenplockwurst *f*/**dicke** rosette *f*
Schinkenspeck *m pointe de porc, salée et fumée*
Schinkensülze *f dés de jambon blanc, en gélatine*
Schinkenwurst *f saucisson à gros hachage de jambon*
schlachten *v* abattre
Schlachtplatte *f choucroûte avec boudin noir, saucisse chaude de foie, poitrine de porc bouillie, boulette de foie, pommes de terre, servie dès le soir et/ou le lendemain de l'abattage du cochon*
Schlackwurst *f s.* Zervelatwurst
Schlag *m s.* Stoß
Schlagbesen *m* fouet *m*
schlagen *v* battre, fouetter
schlagen *v*/**flach** aplatir
schlagen *v*/**schaumig** monter, faire mousser, battre
Schlagkessel *m* cuve *f*, bassine *f* à blanc d'œuf, cul *m* de poule
Schlagsahne *f* 1. crème *f* fouettée (*neutre*); 2. crème *f* Chantilly (*sucrée*)
Schlegel *m s.* Keule
Schleie *f* tanche *f* (*poisson*)
schleifen *v s.* schärfen
Schleifmaschine *m* affûtoir *m*, aiguiseur *m*
schleudern *v* essorer
schmackhaft qui a bon goût, savoureux
Schmalz *n s.* Schweineschmalz
schmälzen *v napper de saindoux salé bouillant, avec oignons émincés roussis dans la graisse liquide*
Schmalzfleisch *n un genre de rillettes*
Schmand *m*, **Schmant** *m* crème *f* fraîche (*régional*)
schmecken nach *v* avoir le goût de
schmelzen *v* (faire) fondre
Schmelzkäse *m* fromage *m* fondu
Schmer *m* graisse *f* de porc, panne *f* de porc
Schmoren *v* braiser, dauber
Schmorbraten *m rôti de bœuf saisi très fort au départ, puis cuit en sauce à petit feu*; *daube*
schmorfertig *s.* bratfertig
Schmortopf *m* braisière *f*
Schmuck *m* décor *m*, décoration *f*
schmücken *v* décorer, garnir, parer
Schnabel *m* 1. bec *m* (*en gén.*); 2. bec *v* verseur (*saucière, cafetière etc.*)
Schnaps *m* alcool *m* blanc, eau-de-vie *f*
Schnecke *f* escargot *m*

Schneckengabel *f* fourchette *f* à escargots
Schneckennudel *f pain aux raisins; en Allemagne, il est toujours préparé sans crème vanille ou flan*
Schneckenpfanne *f* poële *f* à escargots
Schneckenzange *f* pince *f* à escargots
Schnee *m* neige *f*
Schneebesen *m s.* Schlagbesen
Schneide *f* tranchant *m*
Schneidebrett *n* tailloir *m*
Schneidemaschine *f* trancheuse *f*
schneiden *v* couper
schneiden *v*/**fein** *s.* ziselieren
schneiden *v*/**in Scheiben** *s.* aufschneiden
schneiden *v*/**in Streifen** couper en julienne, couper en lanières
Schnellkochtopf *m* autocuiseur *m*, cocotte-minute *f*
Schnepfe *f* bécasse *f*
schnetzeln *v* émincer
Schnitt *m s.* Zuschnitt
Schnitte *f s.* Scheibe
schnittfest ferme à la coupe
Schnittlauch *m* ciboulette *f*
Schnitzel *n* escalope *f*
Schokolade *f* chocolat *m*
Schokolade..., schokoladehaltig chocolaté, cacaoté
Schokoladenmousse *f* mousse *f* au chocolat
Schokoladestreusel *m* pépite *f* de chocolat
Scholle *f* plie *f*, carrelet *m*
Scholle *f* **nach Finkenwerder Art** *carrelet pané et frit, avec des petits lardons* (*spécialité des côtes de la Mer du Nord*)
Schöpfkelle *f* louche *f*
Schote *f* gousse *f*, cosse *f*
schräg de biais
Schrippe *f s.* Brötchen
Schrot *m* gruau *m*, grains *mpl* égrugés
schroten *v* égruger
Schublade *f* tiroir *m*
Schulter *f* 1. épaule *f* (*en gén.*); 2. macreuse *f* (*bœuf*); 3. palette *f* (*porc*)
Schupfnudel *f quenelle de farine et de pommes de terre écrasées en purée, liée à l'œuf et cuite dans l'eau salée* (*spécialité du sud de l'Allemagne*)
Schuppe *f* écaille *f*
Schürze *f* tablier *m*
Schüssel *f* (grande) jatte *f*
schütteln *v* secouer
Schwamm *m* éponge *f*
Schwanz *f* queue *f*
Schwarte *f* couenne *f*
Schwartenmagen *m s.* Schweinskopfsülze
Schwarzwälder Speck *m poitrine de porc saumurée et très fortement fumée* (*spécialité de Forêt Noire*)
Schwarzwurzel *f* salsifis *m*
Schwein *n* porc *m*, cochon *m* • **vom Schwein** porcin, ...de porc, ...de cochon
Schweine... *s.* Schweins...
Schweinebauch *m* poitrine *f* de porc
Schweinebauch *m*/**gefüllter** poitrine *f* de porc farcie
Schweinefilet *n s.* Schweinelende
Schweinefleisch *n* viande *f* de porc, porc *m*
Schweinelende *f* filet *m* mignon (de porc)
Schweinerüssel *m* groin *m*
Schweineschmalz *n* saindoux *m*
Schweineschulter *f* épaule *f* de porc, palette *f*
Schweins... porcin, ...de porc, ...de cochon
Schweinsfuß *m* pied *m* de porc
Schweinskopfsülze *f* pâté *m* de tête, fromage *m* de tête, tête *f* roulée, museau *m* de porc
Schweinsohr *n* palmier *m* (*pâtisserie*)
Schweizer Käse *m fromage de Suisse en général; le plus souvent emmenthal et gruyère*
schwenken *v faire légèrement saisir dans la graisse chaude*
schwer lourd
Schwertfisch *m* espadon *m*
Schwimmkrabbe *f* étrille *f* (*petite écrevisse de mer*)
See *f s.* Meer
See *m* lac *m*
Seeaal *m* élinette *f* (*poisson*)
Seebarsch *m* bar *m*, loup *m* de mer
Seefisch *m s.* Meeresfisch
Seehecht *m* colin *m*, merlu *m*, merluche *f*
Seeigel *m* oursin *m*
Seespinne *f* araignée *f* de mer
Seeteufel *m* lotte *f*, baudroie *f*
Seezunge *f* sole *f*
Seife *f* savon *m*
Seifenhalter *m* porte-savon *m*
Seiher *m s.* Durchschlag
Sekt *m s.* Schaumwein

Sektkühler *m* seau *m* à champagne
Selbstkostenpreis *m* prix *m* de revient
Selchfleisch *n s.* Rauchfleisch
Sellerie *m* céleri *m*
Sellerieknolle *f* céleri *m* rave
Semmel *f s.* Brötchen
Semmelbrösel *mpl s.* Paniermehl
Semmelknödel *m grosse boulette à base de pain blanc trempé, formée avec farine, œufs, épices, cuite dans l'eau bouillante salée*
Senf *m* moutarde *f* • **mit Senf versetzt** moutardé
Senfbehälter *m* moutardier *m*
Seniorenteller *m mets en quantité réduite, à plus faible prix, pour personnes du troisième âge*
senken *v* baisser
servieren *v* servir
Serviette *f* serviette *f* (à bouche)
Sessel *m* fauteuil *m*
Setzei *n s.* Spiegelei
Sherry *m* xérès *m*
Sieb *n* tamis *m*
sieben *v s.* durchsieben
sieben *v*/**Mehl** bluter
Siebgerät *n*/**kleines** tamiseur *m*
Siebkelle *f* araignée *f* (*louche à tamis de fer très fin*)
Sieblöffel *m* louche *f* perforée
Siebtuch *n* étamine *f*
sieden *v* (faire) bouillir, cuire
Sieden *n* ébullition *f*
Sieden *n* **bringen/zum** porter à ébullition *f*
Siedepunkt *m* point *m* d'ébullition
Siedewürstchen *n s.* Brühwürstchen
Siedfleisch *n* bœuf *m* à bouillir
Silber *n* argent *m* (*métal*)
Silberzwiebel *f s.* Frühlingszwiebel
Sirup *m* sirop *m*
Sirupwaage *f* pèse-sirop *m*
Softeis *n* mousse *f* glacée
Sol-Ei *n œuf dur conservé dans une saumure, consommé comme en-cas* (*spécialité de Berlin*)
Sommelier *m* sommelier *m*
Sonnenblumenöl *n* huile *f* de tournesol
Sorbett *n boisson glacée à base de fruits* (*parfois alcoolisée*)
Sorgfalt *f* soin *m*
sorgfältig avec soin, soigneusement
sortieren *v* trier
Soße *f* sauce *f*
Soßenkoch *m* saucier *m* (*cuisinier*)
Soßenschüssel *f* saucière *f*
Spachtel *m s.* Spatel
Spalte *f* fente *f*
spalten *v* fendre
Span *m* copeau *m*
Spanferkel *n* cochon *m* de lait
Spannrippe *f* plat *m* de côte (*bœuf*)
Spargel *m* asperge *f*
Spargelspitze *f* pointe *f* d'asperge
Sparschäler *m* couteau *m* économe, économe *m* (*couteau à éplucher*)
Spatel *m* spatule *f*
Spätzle *npl pâtes maison, rapées à la main, ou passées dans une presse spéciale, ou rabotées, dans de l'eau bouillante salée, pour cuisson* (*spécialité de Souabe*)
Speck *m* lard *m*
Speck *m*/**durchwachsener** *s.* Bauchspeck
Speck *m*/**umwickeln mit** *s.* bardieren
Speckkuchen *m un genre de quiche lorraine*
Speckseite *f s.* Rückenspeck
Speckwürfel *m* lardon *m*
Speise *f s.* Gericht
Speisefolge *f s.* Menü
Speisekammer *f s.* Vorratsraum
Speisekarte *f* carte *f*, menu *m*
Speisesaal *m* salle *f* de restaurant
Spekulatius *m* spéculos *m*
Spezialität *f* spécialité *f*
spicken *v* larder, entrelarder
Spicknadel *f* aiguille *f* à larder
Spiegelei *n* œuf *m* sur le plat
Spieß *m* broche *f*
Spießchen *n* brochette *f*
Spinat *m* épinard *m*
Spinatauflauf *m*, **Spinatpudding** *m soufflé d'épinards, servi avec une sauce blanche*
Spitze *f* pointe *f*
sprenkeln *v* moucheter
Springform *f* moule *m* à charnière (et à fond mobile)
Spritzbeutel *m* sac *m* à douille
spritzen *v* éclabousser
Spritztüte *f* poche *f* à douille
Sprosse *f* pousse *f*
Sprotte *f* sprat *m*
sprudelig *s.* mit Kohlensäure
Sprudel(wasser) *n* eau *f* minérale gazeuse
Spülbecken *n* évier *m*
spülen *v* 1. rincer; 2. faire la vaisselle, faire la plonge

spülen *v*/**Geschirr** faire la vaisselle
Spülen *n* 1. rinçage *m*; 2. plonge *f*
Spüllappen *m* lavette *f*
Stäbchen *n* bâtonnet *m*
Stachelbeere *f* groseille *m* à maquereau
Stammgericht *n équivalent du repas ouvrier, menu ouvrier*
Stammtisch *m table des habitués*
Stampfer *m s.* Stößel
Stängchen *n s.* Stäbchen
Stangenbrot *n pain allongé* (*type baguette, ficelle etc.*)
Stangensellerie *m s.* Staudensellerie
Stapel *m* pile *f* (*assiettes, serviettes etc.*)
stapeln *v* empiler
Stärke *f* fécule *f*, amidon *m*
Staubzucker *m s.* Puderzucker
Staudensellerie *m* céleri *m* en branche
stechen *v* piquer
Steckrübe *f* rutabaga *m*
Stein *m* noyau *m*
Steinbutt *m* turbot *m*
Steinbutt *m*/**kleiner** turbotin *m*
Steingarnele *f s.* Königskrabbe
Steinobst *n* fruits *mpl* à noyaux
Steinpilz *m* cèpe *m*, bolet *m*
stellen *v*/**kalt** refroidir, rafraîchir, mettre au frais
Sternanis *m* badiane *f*
Sterntülle *f* douille *f* cannelée
Steuer *f* impôt *m*, taxe *f*
Stiel *m* 1. manche *m*, queue *f*; 2. tige *f*
Stieltopf *m* casserole *f* à manche
Stint *m* éperlan *m* (*poisson*)
Stockfisch *m* morue *f* séchée, aiglefin *m* séché (*séchage à l'air*)
Stopfleber *f* foie *m* gras
Stopfleberpastete *f* pâté *m* de foie gras (*canard, oie*)
Stopptaste *f* bouton *m* d'arrêt
Stör *m* esturgeon *m* (*poisson*)
Stoß *m* coup *m*
Stößel *m* poussoir *m*, pilon *m*
Strauß *m* 1. bouquet *m (fleurs)*; 2. autruche *f*
Straußwirtschaft *f installation, dans les locaux d'un vigneron, d'un débit autorisé pour une durée limitée dans l'année, à servir les vins du domaine et des repas simples composés de produits régionaux. Ces débits se signalent dans la rue par un „Strauß" ou un „Besen", gerbe de branches vertes ou balai, accrochés en façade*
streichen *v* tartiner (*beurre, confiture, crème de foie etc.*)
streichfähig à tartiner
Streichholz *n* allumette *f*
Streifen *m* 1. bande *f*, lanière *f*; 2. raie *m*, strie *f* • **in Streifen schneiden** couper en julienne, couper en lanières
Streudose *f* poudreuse *f*, saupoudreuse *f*
streuen *v* verser (*matière non liquide*)
Streuer *m* verseur *m*
Strohhalm *n s.* Trinkhalm
Strudel *m genre de pâte briochée* (*spécialité d'Autriche et du sud de l'Allemagne*)
Strunk *m* trognon *m*
Stubenküken *n* poussin *m* de grain
Stück *n* morceau *m*
Stuhl *m* chaise *f*
Sturzcreme *f s.* Pudding
stürzen *v s.* nehmen/aus der Form
Sud *m* brassin *m*, fond *m* blanc
Sud *m* **gekocht/im** (cuit) à la nage (*écrevisse*)
Sultanine *f* raisin *m* sec marron
Sülze *f s.* Aspik
Suppe *f* soupe *f*, potage *m*
Suppenfleisch *n* pot-au-feu *m* (*viande*)
Suppenlöffel *m* cuiller *f* à soupe
Suppenteller *m* assiette *f* à soupe, assiette *f* creuse
Suppenschüssel *f* soupière *m*
Surhachse *f*, **Surhaxe** *f s.* Eisbein
süß sucré
Süßbrot *n pain viennois*
Süßigkeit *f* confiserie *f*, sucrerie f; friandise *f*
Süßkartoffel *f* patate *f*
süßsauer aigre-doux
Süßspeise *f* plat *m* sucré, entremets *m*
Süßstoff *m* édulcorant *m* (*en gén.*)
Süßstofftablette *f* sucrette *f*
Süßwasserfisch *m* poisson *m* d'eau douce

T

Tablett *n* plateau *m*
Tablettwagen *m* chariot *m* à plateaux
Tafelglas *n* verre *m* de table
Tafelspitz *m* 1. aiguillette *f* baronne (*morceau de viande*); 2. *plat de spécialité autrichienne: aiguillette baronne bouillie, avec anneaux d'oignons, laurier, poivre et*

sel, servie avec une sauce blanche fortement relevée au raifort
Tagesgericht *n* plat *m* du jour
Talg *m* suif *m*
Täubchen *n* pigeonneau *m*
Taube *f* pigeon *m*
T-Bone-Steak *m* côte *f* d'aloyau, côte *f* à l'os
Tee *m* 1. infusion *f*, tisane *f* (*en gén.*); 2. thé *m*
Teelöffel *m* cuiller *f* à café (*sous la forme „Teelöffel" utilisée surtout dans des recettes, avec l'abréviation „TL" pour désigner une quantité*)
Teewurst *f saucisse crue à pâte fine, avec épices, à tartiner, ressemblant à la „Rügenwalder"*
Teig *m* pâte *f*
Teig *m*/**ausgerollter** abaisse *f* (de pâte)
Teigausstecher *m s.* Ausstecherform
Teighülle *f*/**gefüllte** timbale *f*
Teigmantel *m*/**im** en croûte
Teigwaren *fpl* pâtes *fpl* alimentaires
Teil *m* partie *f*
teilen *v* diviser
Teller *m* assiette *f*
Teller *m*/**flacher** assiette *f* plate
Teller *m*/**tiefer** *s.* Suppenteller
Tellergericht *n plat unique, servi dans une assiette*
Tellersülze *f viande et légumes mises à gélifier dans une assiette*
Tellerwärmer *m* chauffe-assiettes *m*
Temperatur *f* température *f*
Temperatursensor *m* détecteur *m* de température
temperiert chambré (*vin*)
Terrine *f* terrine *f* (*récipient et contenu*)
teuer cher, coûteux
Thermometer *n* thermomètre *m*
Thermoskanne *f* pichet *m* isotherme, cafetière *f* thermos, thermos *f*
Thunfisch *m* thon *m*
Thüringer Rotwurst *f boudin noir gros calibre, parfois fumé, au parfum particulier de marjolaine et de clous de girofle, avec gros pourcentage de dés de jambon ou/et de langue (spécialité de Thuringe, appellation d'origine)*
Thymian *m* thym *m*
tiefgefrieren *v* surgeler
Tiefkühltruhe *f* surgélateur *m*
Tiegel *m s.* Kasserole
Tier *n* animal *m*
tierisch animal
Tierpass *m document allemand analogue au Document d'accompagnement et d'identification des bovins (D.A.I.B.)*
Tinte *f* encre *f*
Tintenfisch *m mot général allemand pour polypes*
Tisch *m* table *f* • **einen Tisch bestellen** retenir une table • **den Tisch decken** mettre la table
Tischdecke *f* nappe *f*
Tischwein *m* vin *m* de table
Toastbrot *n* pain *m* de mie
toasten *v* griller du pain
Toaster *m* grille-pain *m*
Tomate *f* tomate *f*
Tomatenmark *n* concentré *m* de tomates
Tomatensoße *f* sauce *f* tomate, coulis *m* de tomates
Topf *m* casserole *f*, pot *m*
Törtchen *n s.* Tortelett
Torte *f* tarte *f*, gâteau *m*
Tortelett *n* tartelette *f*
Tortenbiskuit *n* génoise *f*
Tortenheber *m* pelle *f* à gâteau, pelle *f* à tarte
Tortenteiler *m* coupe-tarte *m*
Totentrompete *f* trompette *f* de la mort (*champignon*)
tourieren *v* tourner, enrouler
Tranchierbrett *n* planche *f* à découper
tranchieren *v* découper (*viande*)
Tranchiergabel *f* fourchette *f* à découper
Tranchiermesser *n* couteau *m* à trancher
tränken *v*/**mit etw** laisser imbiber de qc
Traube *f* raisin *m*
Traubenkernöl *n* huile *f* de pépins de raisin
treiben *v s.* aufgehen
trennen *v* séparer
Trennung *f* séparation *f*
Trester *m* marc *m*
Trichter *m* entonnoir *m*, cône *m*
Trinkalkohol *m* alcool *m* blanc, eau-de-vie *f*
trinken *v* boire
Trinkgeld *n* pourboire *m*
Trinkhalm *m* paille *f*
trocken sec
Trockenerbse *f* petit pois *m* sec
Trockenerbse *f*/**kleine halbe** pois *m* cassé
Trockenfrüchte *fpl*, **Trockenobst** *n* fruits *mpl* secs

Trockenschrank *m* étuve *f*
trocknen *v* sécher
Trockner *m* séchoir *m*
Tropfen *m* goutte *f*
tropfen *v* goutter
Trüffel *m* truffe *f*
Truthahn *m* dindon *m*
Truthahn *m*/**junger** dindonneau *m*
Truthenne *f s.* Pute
Tuch *n* banne *f*, toile *f*
Tülle *f* douille *f*, bec *m* verseur (*cafetière, théière*)
tüpfeln *v s.* sprenkeln

U

überbacken *v s.* gratinieren
Übergießen *n* nappage *m*
übergießen *v*/**mit etw** napper de qc
überkrusten *v s.* gratinieren
Überraschung *f* surprise *f*
überstreuen *v*/**mit etw** *s.* bestreuen/mit etw
überziehen *v*/**mit Chaufroid-Soße** chaufroiter
überziehen *v*/**mit etw** chemiser de qc, enrober de qc
umdrehen *v* retourner
Umfang *m* volume *f*, quantité *f*, envergure *f*
umhüllen *v s.* überziehen/mit etw
umkippen *v* 1. basculer; 2. tourner, aigrir
Umlufthitze *f* chaleur *f* tournante
ummanteln *v*/**mit etw** *s.* überziehen/mit etw
umrahmen *v*, **umranden** *v* entourer
umrühren *v s.* rühren
Umsatz *m* chiffre *m* d'affaires
umwickeln *v*/**mit Bindfaden** ficeler
umwickeln *v*/**mit Speck**(**scheiben**) *s.* bardieren
unerlässlich indispensable
ungespritzt non traité (*fruits, agrumes*)
Untersatz *m* dessous *m* (de plat)
Untertasse *f* soucoupe *f*
unterziehen *v s.* beimengen
unverdaulich indigeste
unverdünnt non dilué, pur
unzerbrechlich incassable

V

Vanillecreme *f* (/**leichte**) *genre de crème anglaise*
Vanilleschote *f* gousse *f* de vanille
Vanillestange *f* bâton *m* de vanille
Vanillezucker *m* sucre *m* vanillé
variieren *v* varier
Vegetarier *m* végétarien *m*
vegetarisch végétarien
Veilchenblüte *f* fleur *f* de violette
Venusmuschel *f* 1. praire *f* (*warzige*); 2. palourde *f* (*braune*)
Veranstaltung *f dans un restaurant: événement, fête etc.* (*p. ex. réception, repas de mariage etc.*)
verarbeiten *v* 1. travailler; 2. transformer
verarbeitet/in Frankreich transformé en France
Verbrauch *m s.* Verzehr
verbrauchen *v s.* verzehren
Verbrennung *f* brûlure *f*
verdampfen *v s.* verdunsten
verdauen *v* digérer
verdaulich digeste • **schwer verdaulich** indigeste
Verdauung *f* digestion *f*
Verdauungsbeschwerden *fpl* indigestion *f*
verderblich périssable
verdünnen *v* 1. délayer, diluer; 2. allonger
verdunsten *v* s'évaporer
Verdunstung *f* évaporation *f*
veredeln *v* affiner, améliorer
Veredelung *f* affinage *m*
vereist givré
Verfalldatum *n* date *f* de péremption
verfaulen *v* pourrir
verfeinern *v s.* veredeln
Verfeinerung *f s.* Veredelung
Vergleich *m* comparaison *f*
vergleichen *v* comparer
verkohlen *v* carboniser
verkosten *v s.* kosten
verlängern *v* 1. prolonger (*durée*); 2. rallonger (*table*)
Verlängerung *f* 1. prolongation *f* (*durée*); 2. rallonge *f* (*table*)
Verlängerungskabel *n* rallonge *f* (*fil électrique*)
verlesen *v* 1. *s.* sortieren; 2. effeuiller (*salade*)

verlieren *v* perdre
Verlust *m* perte *f*
vermengen *v s.* mischen
vermindern *v* diminuer
verpacken *v* emballer, conditionner
Verpackung *f* emballage *m*, conditionnement *m*
verquirlen *v s.* schlagen
verrühren *v* mélanger en remuant
verschieden différent, divers
verschütten *v* renverser (*par mégarde*)
versetzt/mit Honig miellé
versetzt/mit Senf moutardé
verspritzen *v s.* spritzen
verteilen *v* distribuer, répartir
verunreinigen *v s.* beschmutzen
verwenden *v* utiliser
Verwendung *f* utilisation *f*
Verzehr *m* consommation *f*
verzehren *v s.* consommer
verzieren *v* garnir, décorer, parer
verzieren *v***/mit Rillen** canneler (*pâte*)
Verzierung *f* décoration *f*, décor *m*
verzinkt étamé
Viertel *n* quart *m*, quartier *m*
Vogel *m* oiseau *m*
Vollkornbrot *n* pain *m* complet
Vollkornmehl *n* farine *f* complète
Vollmilch *f* lait *m* entier
vollsaugen *v***/sich mit etw** se gorger de qc
Volumen *n* volume *m*, quantité *f*
vorbereiten *v* préparer
Vorbereitung *f* préparation *f*
vorgebacken, vorgekocht précuit
vorheizen *v* préchauffer
Vorlegebesteck *n ensemble des couteaux, fourchettes et cuillers pour le service à table*; *service à découper*
vorlegen *v servir des mets à table*
Vorratsraum *m* garde-manger *m* (*en général réfrigéré*)
vorschreiben *v* réglementer
Vorschrift *f* directive *f*, réglementation *f*
Vorspeise *f* hors d'œuvre *m*
Vorspeise *f***/gemischte** hors d'œuvres *mpl* variés
vorzüglich *s.* köstlich

W

Waage *f* balance *f*
Wacholder *m* genièvre *m* (*alcool*)
Wacholderbeere *f* baie *f* de genièvre
Wacholdergeist *m s.* Wacholder
Wacholderperle *f s.* Wacholderbeere
Wachsbohne *f* haricot *m* beurre
Wachtel *f* caille *f*
Waffel *f* gaufre *m*
Wäffelchen *n* gaufrette *f*
Waffeleisen *n* moule *m* à gaufres, gaufrier *m*
Wagen *m* chariot *m*
Wahl *f s.* Auswahl • **nach Wahl** au choix
wählen *v s.* auswählen
Walderdbeere *f* fraise *f* des bois
Waller *m s.* Wels
Walnuss *f* noix *f*
Walnusshälfte *f s.* Walnusskern
Walnusskern *m* cerneau *m* (de noix)
Walze *f s.* Rolle
Wamme *f s.* Bauch
Wandschrank *m* placard *m*
Wange *f* joue *f*
warm chaud
Wärme *m* chaleur *f* (moyenne), chaleur *f* ambiante
Wärmeschrank *m* armoire *f* chauffante
Wärmewagen *m* chariot *m* chauffant
Warmhaltekanne *f s.* Thermoskanne
Warmhalteplatte *f* réchaud *m*, plaque *f* chauffante, chauffe-plat *m*
Wärmtisch *m* table *f* chauffante
warten *v* attendre
Wartezeit *f* attente *f*
waschen *v* laver
Wasser *n* eau *f*
Wasserbad *n* bain-marie *m* • **im Wasserbad erhitzt** chauffé au bain-marie
Wasserbadkasserole *f* bain-marie *m* (*récipient*)
Wasserhahn *m* robinet *m*
Wassermelone *f* pastèque *f*
wässern *v s.* einweichen
Wässern *n* trempage *m*
Wecken *m s.* Brötchen
wegnehmen *v s.* entfernen
wegwerfen *v* jeter
weich tendre, moelleux, mou • **weich werden** 1. (s')ramollir (*en gén.*); 2. (s')attendrir (*viande*) • **weich (gekocht)** à la coque (*œuf*)

Weichkäse *f* fromage *m* à pâte molle
weichkochend *s.* mehlig
Weihnachtsstollen *m s.* Dresdner Stollen
Wein *m* vin *m*
Weinberg *m* vignoble *m*
Weinbergpfirsich *m* pêche *f* de vignes
Weinblatt *n* feuille *f* de vigne
Weinessig *m* vinaigre *m* de vin
Weinhefe *f*, **Weinhefegeist** *m* lie *f* (de vin)
Weinkellner *m s.* Sommelier
Weinprobe *f* dégustation *f* (de vin)
Weinstock *m* vigne *f*
Weintraube *f* raisin *m*
weiß blanc
Weißblech *n* fer *m* blanc
Weißkohl *m* chou *m* blanc
Weißwurst *f* boudin *m* blanc
Weizen *m* blé *m*, froment *m*
Weizenschrot *m* froment *m* égrugé
Wellfleisch *n poitrine de porc, bouillie immédiatement après l'abattage*
Wels *m* silure *m*
wenden *v s.* umdrehen
Wetzstahl *m* fusil *m* à aiguiser
widerstandsfähig résistant
wiederverwerten *v* récupérer, réutiliser
Wiegemesser *n* hachoir *m* berceuse
wiegen *v* peser
Wiegen *n* pesage *m*
Wiener Würstchen *n petite saucisse à pâte fine de bœuf et de porc, légérement fumée*
Wild *n*, **Wildbret** *n* gibier *m*, venaison *f*
Wildente *f* canard *m* sauvage, col-vert *m*, canard *m* de barbarie
Wildkaninchen *n* lapin *m* de garenne
Wildkaninchen *n*/**junges** lapereau *m*
Wildkeule *f* cuissot *m*, gigue *f*
Wildpfeffer *m*, **Wildragout** *n* civet *m*
Wildschwein *m* sanglier *m*
Windbeutel *m* (/**gefüllter**) chou *m* (à la crème)
Winterendivie *f* frisée *f*
Winzer *m* vigneron *m*
Wirsing *m* chou *m* frisé
Wittling *f* merlan *m* (*poisson*)
Wochenmarkt *m* marché *m* hebdomadaire
wohlriechend *s.* aromatisch
wolfen *v* hacher (*au hachoir mécanique ou électrique*)
Wolfsbarsch *m s.* Seebarsch
Wollwurst *f boudin blanc sans peau*
wünschen *v* désirer
Würfel *m* dé *m*, cube *m*
Würfelzucker *m* sucre *m* en morceaux
Wurst *f s.* Wurstwaren
Wurst *f*/**größere** saucisson *m*
Würstchen *n* saucisse *f*
Wurstfüllung *f*, **Wurstmasse** chair *f* à saucisses, farce *f*
Wurstsalat *m salade de saucisse, en général de cervelas*
Wurstwaren *fpl* charcuterie *f*
Würze *f s.* Gewürz
würzen *v* assaisonner, aromatiser, épicer
Würzen *n* assaisonnement *m* (*en gén.*)
würziger machen *v* corser

Z

zäh dur, coriace
zählen *v* compter
Zahnstocher *m* cure-dent *m*
Zander *m* sandre *m*
Zange *f* pince *f*
zappeln *v* frétiller (*derniers réflexes du poisson encore vivant*)
zart tendre, moelleux • **zart werden** *s.* weich werden
zerbrechen *v* casser
Zeitschaltuhr *f* chronorupteur *m*
Zeituhr *f s.* Küchenwecker
zerbrechlich fragile
zerbröseln *v s.* krümeln
zerdrücken *v* écraser
zerkleinern *v s.* hacken
zerlassen *v s.* schmelzen
zerlegen *v* découper, détailler, dépecer (*viande*)
zermahlen *v* mouliner
zerreißen *v* déchirer
zerschneiden *v s.* aufschneiden
zerstoßen *v* concasser, broyer, piler
Zervelatwurst *f saucisson cru à hachage fin, en fuseau*
Zicklein *n* chevreau *m*, cabri *m*
Ziege *f* chèvre *f*
Ziegenkäse *m* fromage *m* de chèvre, chèvre *m*
Ziegenkitz *n s.* Zicklein
ziehen (lassen) *v* (laisser) infuser (*thé, tisane*)

Ziemer *m* cimier *m*
Zigeunerbraten *m rôti de bœuf en sauce, avec poivrons, tomates et oignons (ressemble à la sauce „basquaise")*
Zigeunerschnitzel *n escalope de veau ou de porc en sauce, avec poivrons, tomates et oignons (ressemble à la sauce „basquaise")*
Zimt *m* cannelle *f*
Zimtblüte *f* fleur *f* de cannelle
ziselieren *v* ciseler
Ziseliermesser *n* couteau *m* à ciseler
Zitronat *n* citronnat *m*
Zitrone *f* citron *m*
Zitronenkraut *m s.* Zitronenmelisse
Zitronenmelisse *f* citronelle *f*
Zitronenpresse *f* presse-citron *m*
Zitronenschaber *m* râpe-citron *m*
Zitronenschale *f* zeste *m* (de citron)
Zitrusfrucht *f* agrume *f*
Zitze *f* tétine *f*
Zopf *m* tresse *f*
zubereiten *v* préparer, accommoder
zubereitet/mit Petersilie persillé
Zubereitung *f* préparation *f*
Zucchini *m*, **Zucchino** *m* courgette *f (en Allemagne, souvent sous la forme du pluriel italien, employée comme singulier)*
züchten *v* élever
Zucht *f s.* Züchtung
Zucht... d'élevage (*exemple: truite d'élevage*)
Züchtung *f* élevage *m*
Zucker *m* sucre *m*
Zuckerguss *m* glace *f (sucre)*
zuckern *v* sucrer
Zuckerschote *f* pois *m* gourmand
zudecken *v* couvrir
zunähen *v s.* bridieren
zunähen *v*/**Geflügel** *s.* bridieren
Zunge *f* langue *f*
Zungensülze *f s.* Schweinskopfsülze
Zungenwurst *f boudin noir de gros calibre, parfois fumé, avec gros pourcentage de dés de jambon et/ou de langue*
Züricher Geschnetzeltes *n émincé m de cuisseau de veau (spécialité de Zurich)*
zusammendrücken *v* serrer
zusammengestellt assorti, panaché
zusammenrollen *v* rouler
zusammensetzen *v s.* zusammenstellen
Zusammensetzung *f* composition *f*
zusammenstellen *v* composer
Zusammenstellung *f* assortiment *m*, choix *m*
zusätzlich supplémentaire
Zusatz(stoff) *m* additif *m*, ajout *m*
zuschneiden *v* tailler
Zuschnitt *m* coupe *f*, découpe *f*
zusetzen *v s.* dazugeben
Zutaten *fpl* ingrédients *mpl*
Zweig *m* branche *f*
Zwergdorsch *m* tacaud *m*
Zwetschge *f* quetche *f*
Zwieback *m* biscotte *f*
Zwiebel *f* oignon *m*
Zwiebelkuchen *m* tarte *f* à l'oignon
Zwiebelmus *n* compote *f* d'oignons, confiture *f* d'oignons
Zwiebelsuppe *f* soupe *f* à l'oignon
Zwiebelwurst *f saucisson cru à gros hachage, au parfum d'oignons, à tartiner*
Zwischenraum *m* espace *m*

Anhänge

Inhalte

Original-Speisekarten aus Frankreich und Deutschland mit ihren Übersetzungen
(Preisangaben: Stand Redaktionsschluss)

Französische und deutsche Rezepete mit ihren Übersetzungen

Bezeichnungen „à la…“ mit Erläuterungen

Wichtige Adressen französischer und deutscher Fachverbände des Gastronomie- und Hotelwesens

Original-Speisekarten aus Frankreich und Deutschland mit ihren Übersetzungen

Die nachstehenden Auszüge aus Speisekarten aus Deutschland und Frankreich zeigen die große, manchmal recht phantasiereiche Vielfalt der Bezeichnungen von Gerichten.

Der Ausschnitt aus einer der deutschen Karten verdeutlicht auch, wie der Küchenchef eines Speiserestaurants in abgelegener Lage auf dem Lande, wo besonders im Winter kein täglicher Einkauf in einem „Frische-Markt“ möglich ist, oft zwangsläufig mit Produkten arbeiten muss, die die gesetzlich zugelassenen Zusatzstoffe enthalten – deren ordnungsgemäße Angabe auf der Karte jedoch leider von den meisten Restaurateuren, die unter ähnlichen Bedingungen arbeiten, unterschlagen wird...

Mit freundlicher Genehmigung von

Le Relais des Chasseurs
„La Parfaiterie“, F 37340 Continvoir

MENU

23,00 €
Entrée, poisson ou viande

31,00 €
Le menu complet

****

Terrine de faisan
Foie gras de canard
Salade de gésiers et rillons
Salade de saumon fumé
Terrine de sanglier

****

Filet de sandre au beurre blanc
Escargots au bleu d'Auvergne
Saint-Jacques à la fondue de poireaux
Lotte au safran

****

Civet de sanglier
Magret de canard au fruits rouges
Ris de veau forestière
Faux-filet sauce au poivre ou grillé
Mignon de porc Provençale
Lièvre au cidre

****

Salade et fromages

****

Carte des desserts

****

Fermé le mardi soir et le mercredi

Le Relais des Chasseurs, „La Parfaiterie“, F 37340 Continvoir

Übersetzung

MENÜ

23,00 €
Vorspeise, Fisch oder Fleisch

31,00 €
Das vollständige Menü

****

Fasanenpastete
Entenleber
Salat von Geflügelmagen und Rillons
Salat von Räucherlachs
Wildschweinpastete

****

Zanderfilet in weißer Buttersoße
Schnecken in Käsesoße aus Bleu d'Auvergne
Jakobsmuscheln auf gedünstetem Lauch
Seeteufel mit Safransoße

****

Wildschweinpfeffer
Entenbrust mit Soße aus roten Früchten
Kalbsbries nach Försterinart
Roastbeefscheibe mit Pfeffersoße oder gegrillt
Schweinefilet provençalisch
Feldhase in Apfelweinsoße

****

Salat und Käse

****

Dessert nach der Karte

****

Dienstag abend und Mittwoch geschlossen

Mit freundlicher Genehmigung von

Gasthaus zum Fischerwirt
Fam. Stöckel, D 82488 Ettal-Graswang

Wild aus den Ammergauer Alpen

Feines Hirschgulasch, Spätzle, Preiselbeeren	10,90 €
Hirschbraten mit Wildrahmsauce, Knödel, Blaukraut	12,50 €
Medaillons vom Hirsch, Spätzle, Broccoli, Preiselbeeren	15,40 €
Feines Rehragout, Spätzle, Preiselbeeren	12,50 €
Rehbraten mit Wildrahmsauce, Kroketten, Blaukraut	14,90 €
Crepinette vom Reh, Kroketten, Broccoli, Preiselbeeren	15,70 €

Für Liebhaber:

Gamsragout, Knödel, Speckbohnen	12,50 €
Gamsbraten, Knödel, Speckbohnen	14,90 €

Bayerische Schmankerl

Port. Leberkäse[4, 7] mit Spiegelei, Kartoffelsalat[2, 3, 11], oder Bratkartoffel	6,10 €
Port. Kasspatzen (mit Allgäuer Emmentaler, Bergkäse[1, 4, 11]) mit Röstzwiebel, grüner Salat	6,90 €
Port. Schweinsbraten, Knödel[2, 3], Blaukraut[11]	8,50 €
Graswanger Bauernschmaus Wammerl, Ripperl, Würstl[4, 7] und Leberknödel auf Sauerkraut, Dampfkartoffel	9,00 €
2 Paar Schweinswürstl[4, 7] auf Kraut und Kartoffel	5,90 €
4 Stück Reiberdatschi mit Apfelmus[3]	4,50 €
Kaiserschmarren mit Apfelmus[3]	7,70 €

Die angegebenen Zahlen beziehen sich auf die folgenden gesetzlich zugelassenen Zusatzstoffe: 1) „mit Farbstoff" 2) „mit Konservierungsstoff" oder „konserviert" 3) „mit Antioxydationsmittel" 4) „mit Geschmacksverstärker" 5) „geschwefelt" 6) „geschwärzt" 7) „mit Phosphat" 8) „mit Milcheiweiß" 9) „koffeinhaltig" 10) „chininhaltig" 11) „mit Süßungsmittel". Wir sind bemüht, die Geschmacksverstärker soweit wie möglich zu reduzieren. Bitte informieren Sie uns über evtl. Allergien.

Gasthaus zum Fischerwirt, Ettal-Graswang

Übersetzung

Du gibier des Alpes du Ammergau

Sauté de cerf, pâtes maison, compote d'airelles	10,90 €
Rôti de cerf à la crème de gibier, quenelle de pain, chou rouge	12,50 €
Médaillons de cerf, pâtes maison, brocoli, compote d'airelles	14,40 €
Ragoût de chevreuil, pâtes maison, compote d'airelles	12,50 €
Rôti de chevreuil à la crème de gibier, croquettes, chou rouge	14,90 €
Crépinette de chevreuil, croquettes, brocoli, compote d'airelles	15,70 €

Pour des amateurs:

Ragoût de chamois, quenelle de pain, haricots verts aux lardons	12,50 €
Rôti de chamois, quenelle de pain, haricots verts aux lardons	14,90 €

Spécialités Bavaroises

Tranche de pâte de viande en terrine(4, 7), grillée, œuf sur le plat, salade de pommes de terre(2, 3, 11) ou pommes de terre rissolées	6,10 €
Pâtes maison gratinées (à l'emmenthal de l'Allgäu ou au fromage des montagnes1, 4, 11), aux oignons roussis,salade verte	6,90 €
Rôti de porc, quenelle de pain(2, 3), chou rouge(11)	8,50 €
Poitrine de porc, côtelette, saucisses(4, 7) et quenelle de foie, sur de la choucroûte, pommes vapeur	9,00 €
4 saucisses de porc(4, 7), chou et pommes de terre	5,90 €
4 galettes de pommes de terre, compote de pommes(3)	4,50 €
„Kaiserschmarren" – Morceaux de crêpes aux raisins secs, compote de pommes(3)	7,70 €

Les chiffres indiqués se réfèrent aux additifs suivants tolérés par la loi: 1) „avec colorant" 2) „avec additif de conservation" 3) „avec antioxydant" 4) „avec rehausseur de goût" 5) „sulfité" 6) „noirci" 7) „avec phosphate" 8) „avec albumine" 9) „avec caféïne" 10) „avec quinine" 11) „avec édulcorant". Nous nous efforçons de réduire au maximum les rehausseursde goût. Veuillez nous informer d'éventuelles allergies.

Mit freundlicher Genehmigung von

Restaurant La Lande,
F 37 140 Bourgueil

En toute souplesse, notre carte:

Nos entrées

Tartare de saumon frais aux aromates et sa vinaigrette à l'aneth	*11,20 €*
Douceur d'aubergines et poivrons doux aux queues de crevettes roses à l'estragon	*11,20 €*
Salade tiède d'escargots et rillons, sa vinaigrette d'herbes fraîches	*13,50 €*
Gambas poêlées au whisky et aux oignons rouges confits	*13,50 €*

Nos poissons

La fantaisie de l'eau douce ou de l'eau sauvage (La mer a ses caprices, nos poissons sont choisis en fonction de l'arrivage. Merci de votre compréhension.)	*14,70 €*

Nos viandes

Médaillon de veau braisé poivrade à l'orange	*14,30 €*
Pavé de selle d'agneau en croûte d'épices à la menthe et à l'ail	*14,70 €*
Cœur tendre de rumsteack poêlé au Bleu d'Auvergne	*14,70 €*

Nos fromages

L'assortiment de nos artistes fromagers	*4,95 €*
Chèvre chaud sur toast	*4,95 €*
Saint Nectaire de l'Abbaye tiède sur son lit automnal	*4,95 €*

Nos desserts

Saveur au chocolat noir et aux abricots légèrement poivrés	*6,10 €*
Sabayon de nectarines jaunes au Crémant de Loire et sa tuile aux noisettes	*6,10 €*
Crème brûlée à la fleur de vanille et à la cannelle	*6,10 €*
Macarons moëlleux au chocolat amer et aux cerises amarenas	*6,10 €*

(Prix Nets 1 Euro = 6,55957 Francs)

Restaurant La Lande, Bourgueil

Übersetzung

Die Karte – damit Sie flexibel bleiben können:

Unsere Vorspeisen

Tartar aus frischem Lachs mit Kräutern und Dillessig	*11,20 €*
Feines Arrangement aus Auberginen und mildem Paprika, mit Königskrabben und Estragonbutter	*11,20 €*
Warmer Salat aus Schnecken und gerösteten Stückchen von durchwachsenem Speck, in frischem Kräuterdressing	*13,50 €*
In Whisky gebratene Hummerkrabben, mit glasierten roten Zwiebeln	*13,50 €*

Unser Fisch

Eine Fantasie aus Fluß oder Ozean...	*14,70 €*

(Das Meer hat seine Launen, und wir wählen unseren Fisch danach aus, was die Fischer ans Land bringen – wir bitten um ihr Verständnis!)

Unsere Fleischgerichte

Geschmortes Kalbsmedaillon in Orangenpfeffersoße	*14,30 €*
Ein Stück Lammcarré im Gewürzteig, mit Minze und Knoblauch	*14,70 €*
Zarter Kern aus dem Rumsteak, mit Blaukäse aus der Auvergne gebraten	*14,70 €*

Unsere Käse

Die Zusammenstellung unserer Käsemeister	*4,95 €*
Warmer Ziegenkäse auf Toast	*4,95 €*
Lauwarmer Saint-Nectaire de l'Abbaye auf herbstlichem Bett	*4,95 €*

Unsere Desserts

Küchlein aus schwarzer Schokolade mit leicht gepfefferten Aprikosen	*6,10 €*
Sabayone aus gelben Nektarinen und Loiresekt mit Haselnußgebäck	*6,10 €*
Geflammte Creme mit Vanilleblüte und Zimt	*6,10 €*
Zarte Makronen mit Bitterschokolade und Amarenokirschen	*6,10 €*

(Nettopreise, 1 Euro = 6,55957 Francs)

Mit freundlicher Genehmigung von

Landhaus Post
D 72435 Albstadt-Burgfelden

Tageskarte

1. Menü

Kraftbrühe „Klößchen“ *oder* Melone mit Schinken
Wildschweinschäufele mit Spätzle, Salate
Früchtebecher 13,80 €

2. Menü

Vorspeise
Kalbsschnitzel mit frischen Steinpilzen, Pommes dauphine
Dessert 14,70 €

Linsen mit Saiten und Spätzle	7,10 €
Kutteln in Rotwein mit Bratkartoffeln	7,10 €
Hausg. Maultaschen in der Brühe, geschmelzt oder geröstet mit Ei	8,10 €
Leberle sauer mit Bratkartoffeln	10,10 €
Wildschweingulasch mit Spätzle, Salate	10,10 €
Kalbskopf „tortue“, mit Kartöffele, Salate	10,10 €
Schweinekotelett paniert oder natur mit Blumenkohl, Kartöffele	10,10 €
Schweinebraten mit Apfelrotkraut, Semmelknödel	10,10 €
Ochsenzunge in Rotwein mit feinen Erbsen, Pommes dauphine	11,20 €
Knuspriges Spanferkel mit Apfelrotkraut, Semmelknödel	11,20 €
Rehragout (ohne Bein), Spätzle, Salate	11,20 €
Kalbsrahmbraten mit Spätzle, Salate	11,20 €
Frische Pfifferlinge mit Semmelknödel	11,20 €
Jägerbraten mit feinem Gemüse, Pommes frites	11,20 €
Schwäbische Bratenplatte mit Spätzle, Salate	11,20 €
Leberschnitte „Berliner Art“ mit Sahne-Pürree, Salate	12,20 €
Bunte Gemüseplatte mit Kartöffele	12,20 €
Rehbraten „Försterin“ mit Pfifferlingen, Spätzle, Salate	14,70 €
Kleines Rinderfilet mit verschiedenem Gemüse	14,70 €
Rehfilet in Wildrahmsauce mit Pfifferlingen, Spätzle, Salate	17,80 €

Die Preise sind inklusive Service, Bedienungsgeld und gesetzlicher Mehrwertsteuer

Landhaus Post Albstadt-Burgfelden

Übersetzung

Carte du Jour

1er Menu

Consommé aux quenelles *ou* Melon au jambon
Palette de sanglier avec pâtes maison, salades
Coupe de fruits 13,80 €

2e Menu

Hors d'œuvre
Escalope de veau aux ceps frais, pommes dauphine
Dessert 14,70 €

Lentilles avec saucisses de Francfort et pâtes maison	7,10 €
Tripes au vin rouge, pommes rissolées	7,10 €
Ravioles farcies maison, en bouillon, au beurre noisette ou à l' œuf et Rissolées	8,10 €
Émincé de foie au vinaigre, pommes rissolées	10,10 €
Ragoût de sanglier, pâtes maison et salades	10,10 €
Tête de veau tortue, petites pommes de terre, salades	10,10 €
Côte de porc panée ou nature, chou fleur, petites pommes de terre	10,10 €
Rôti de porc, chou rouge aux pommes, quenelle de pain	10,10 €
Langue de bœuf „marchand de vin", petits pois fins, pommes dauphine	11,20 €
Cochon de lait croustillant, chou rouge aux pommes, quenelle de pain	11,20 €
Ragoût de chevreuil (sans os), pâtes maison, salades	11,20 €
Rôti de veau à la crème, pâtes maison, salades	11,20 €
Girolles fraîches, quenelle de pain	11,20 €
Rôti „à la chasseur", légumes divers, pommes frites	11,20 €
Divers rôtis „à la souabe", pâtes maison, salades	11,20 €
Foie „à la berlinoise", purée à la crème, salades	12,20 €
Assortiment de légumes, petites pommes de terre	12,20 €
Rôti de chevreuil „à la forestière", girolles, pâtes maison, salades	14,70 €
Petit filet de bœuf avec divers légumes	14,70 €
Filet de chevreuil, sauce brune à la crème, girolles, pâtes maison, Salades	17,80 €

Les prix s'entendent taxes, service et TVA compris

Mit freundlicher Genehmigung von

Hôtellerie de l'Abbaye Royale
Prieuré Saint-Lazare, F 49590 Fontevraud-l'Abbaye

Dîner de la Saint Sylvestre

20.30 h
Arrivée des Convives

Apéritif-Cocktail, amuses bouches variés et canapés

21.30 h

Dîner du Réveillon aux chandelles avec fond musical

MENU

Foie gras de canard mariné aux coteaux de Saumur
Médaillon de truffe fraîche et Salpicon de homard

Filet de St Pierre Rôti, crème de tourteau
et queues d'écrevisse flambées au Cointreau

Sorbet d'agrumes au Trésor Rosé

Dos de chevreuil cuisiné façon „Grand Veneur"
Garniture des sous-bois et pommes poêlées aux grains de cassis noir

Fromages affinés et panaché de salades à l'huile de noix

Fraîcheur glacée et minestrone de fruits exotiques à la menthe poivrée

Petits fours
Chocolats et café

VINS

Coteaux de Saumur 1989 Domaine de Nerleux
Sancerre 2002 Domaine Legros
Monthélie Clos des Toisières 1999 Domaine Latour
Champagne Brut Royal Pommery

Hôtellerie de l'Abbaye Royale, Prieuré Saint-Lazare, Fontevraud-l'Abbaye

Übersetzung

Diner Silvester

20.30 h
Ankunft der Gäste

Apéritif-Cocktail, Variation von Appetithäppchen und Canapés

21.30 h
Festliches Sylvester-Dîner bei Kerzenschein,
mit musikalischer Umrahmung

MENÜ

Entenleber in edelsüßem Coteaux de Saumur mariniert
Medaillon von frischem Trüffel und Hummersalpicon

Filet vom gebratenen Petersfisch mit Meereskrebscreme
Flusskrebsschwänze mit Cointreau flambiert

Sorbet von Zitrusfrüchten mit dem „Rosafarbenen Schatz"

Rehrücken „Grand Veneur"
Beilage aus der Ernte im Unterholz und geröstete Kartoffeln mit schwarzen Johannisbeeren

Auswahl von edlen Käsen mit einem bunten Strauß von Salaten
in Nussöldressing

Eisige Erfrischung mit Minestrone aus exotischen Früchten
und Pfefferminze

Petits fours
Schokoladehäppchen und Kaffee

WEINE

Coteaux de Saumur 1989 Domaine de Nerleux
Sancerre 2002 Domaine Legros
Monthélie Clos des Toisières 1999 Domaine Latour
Champagne Brut Royal Pommery

Mit freundlicher Genehmigung

Wein- und Sektkellerei Bernd Schöpsdau, D 67487 Maikammer
Kulinarische Sektprobe im Bürgerhaus Maikammer, 24. November 2001

Menü

Kleine Gaumenkitzler

**

Ententerrine mit Wildkräutern
Pikante Himbeersauce
Chicorée-Birnen-Salat
Französisches Stangenweißbrot

**

Wirsingroulade vom Barsch und Lachs
Weißburgunderschaumsauce
Gebutterte Rote Beete
Duftreis

**

Duett vom Hirschfilet
und gebratenen St. Jakobsmuscheln
an zweierlei Saucen
Pfifferlingen, Maronenpüree, feiner Rosenkohl
Orangenspätzle

**

Kartoffelpuffer mit Gorgonzola
Zucchinitöpfchen mit Ziegenkäse gefüllt
dazu Rosmarin-Apfelspalten

**

Trilogie von Quittenjoghurtcrème,
Passionsfruchtparfait und Zwetschgenterrine
an einer Gewürztraminer-Sabayon

**

Kaffee – Kleingebäck

Es verwöhnt Sie das Küchenteam um Küchenmeister Josef Gründler

Wein- und Sektkellerei Bernd Schöpsdau, D 67487 Maikammer
Kulinarische Sektprobe im Bürgerhaus Maikammer, 24. November 2001

Übersetzung

Menü

Petits amuse-bouche

**

Terrine de canard aux herbes sauvages
Sauce framboises piquante
Salade de poires et d'endives
De la baguette comme en France

**

Roulade de chou frisé au bar et au saumon
Sabayon de pinot blanc
Betterave rouge au beurre
Riz parfumé

**

Duo de filet de cerf et de St Jacques sautées
aux deux sauces
Girolles, purée de marrons, chou de Bruxelles
Pâtes fraîches maison à l'orange

**

Paillasson de pommes de terre au gorgonzola
Cassolette de courgettes farcie au chèvre
avec rissoles de pommes au romarin

**

Trilogie de crème de coings au yaourt, de parfait aux fruits de la passion, et
de terrine de quetches, avec un sabayon de Gewürztraminer

**

Café et petits fours

Vous serez choyés par la brigade du chef Josef Gründler

Französische und deutsche Rezepte mit ihren Übersetzungen

1) Duo d'agneau et cochon de lait
   + deutsche Übersetzung

2) Croûte d'abricots
   + deutsche Übersetzung

3) Friesisches Tee-Parfait
   + französische Übersetzung

4) Pfälzer Saumagen
   + französische Übersetzung

Duo d'agneau et cochon de lait
façon baeckeoffe

Pour 4 – 6 personnes:

1 gigot d'agneau de lait de 800 g
1 gigot de cochon de lait de 800 g
500 g de pieds de cochon cuits et désossés
2,5 kg de pommes de terre
200 g de carottes
200 g de céleri-branche
200 g de poireaux
700 g d'oignons
1 bouquet garni
50 g d'ail
20 cl de vin blanc
50 g de bouillon de volaille
5 cl d'huile
Fleur de sel, poivre

Préparation: 30 min
Cuisson: 3.15 h
Ustensile: Une grande terrine en terre cuite

- Coupez les pommes de terre en tranches de 0,5 cm d'épaisseur. Émincez tous les autres légumes. Hachez l'ail. Coupez les pieds de cochon en petits cubes.
- Placez tous les ingrédients bien mélangés dans la terrine. Mouillez avec le bouillon et le vin et ajoutez le bouquet garni. Couvrez et laissez cuire au four préchauffé thermostat 5 (150 °C), pendant 3 heures.
- Une heure avant de servir, faites colorer dans une cocotte avec l'huile chaude, les gigots sur toutes leurs faces, parsemez de fleur de sel et de poivre.
- Déposez les viandes dans un plat et placez-les 15 mn au four thermostat 7 (210 °C), en arrosant de jus de cuisson. Laissez-les ensuite reposer 15 mn à température ambiante.
- Avant de servir, repassez les gigots 15 mn au four. Enlevez le couvercle de la terrine et faites colorer son contenu sous le gril du four.
- Servez les gigots accompagnés de la potée et d'une salade bien assaisonnée.

🍷 Proposez avec ce plat un alsace pinot noir 2000 „Coteaux de Blienschwiller", à 16 °C.

(*Une recette de Michel Husser, chef du restaurant du „Cerf" à Marlenheim.* In: Saveurs Le magazine de l'Art de vivre gourmand. n° 115, Mai 2002)

Duo von Lamm und Spanferkel
nach Baeckeoffe-Art

Für 4 – 6 Personen:

1 Milchlammkeule (800 g)
1 Spanferkelkeule (800 g)
500 g gekochte und entbeinte Schweinsfüße
2,5 kg Kartoffeln
200 g Möhren
200 g Stangensellerie
200 g Lauch
700 g Zwiebeln
1 Kräuterbund
50 g Knoblauch
20 cl Weißwein
50 g Hühnerbrühe
5 cl Öl
Fleur de sel (feines Meersalz), Pfeffer

Vorbereitung: 30 min
Kochzeit: 3.15 h
Gerät: Eine große feuerfeste Tonterrine

- Kartoffeln in 0,5 cm dicke Scheiben, das übrige Gemüse in kleine Stückchen schneiden. Den Knoblauch klein hacken, die Schweinsfüße in kleine Würfel schneiden.
- Alle Zutaten gut gemischt in die Terrine geben. Mit dem Wein und der Hühnerbrühe aufgießen, das Kräutersträußchen dazugeben. Zudecken und im vorgeheizten Backofen (Thermostat 5, 150 °C) 3 Stunden lang kochen.
- Eine Stunde vor dem Servieren die Keulen in einem Schmortopf in heißem Öl auf allen Seiten anbräunen und mit dem Meersalz und Pfeffer bestreuen.
- Das Fleisch danach in eine Schüssel legen und bei Thermostat 7 (210 °C) 15 min lang in den Backofen geben; dabei mit dem Bratensaft begießen. Anschließend 15 min bei Raumtemperatur ruhen lassen.
- Vor dem Anrichten die Keulen noch einmal 15 min in den Backofen schieben. Den Deckel von der Terrine nehmen und ihren Inhalt unter dem Backofengrill überbräunen.
- Die Keulen mit dem Gemüseeintopf und einem gut gewürzten Salat servieren.

Getränkeempfehlung zu diesem Gericht: ein Elsässer Pinot noir 2000 „Coteaux de Blienschwiller“, bei 16 °C.

Croûte d'abricots

Préparation: 30 min
Cuisson: 30 min

Pour 4 personnes:

10 gros abricots
12 amandes fraîches décortiquées
200 g de poudre d'amande
½ cuillère à soupe de fleurs de lavande non traitées réduites en poudre
80 g de miel de lavande légèrement chauffé au bain-marie
80 g de beurre fondu + une noix
3 œufs
50 g sucre en poudre
1 pincée de sel

1. Beurrez un moule en terre cuite de 20 cm de diamètre et saupoud-rezle de sucre. Allumez le four th. 6 (180 °C).
2. Mettez dans un bol, les œufs, le miel, le beurre fondu, la poudre d'amandes, la lavande et le sel. Mélangez pour obtenir une crème lisse.
3. Ouvrez les abricots, dénoyautez-les puis recoupez chaque moitié.
4. Versez la crème dans le moule, posez dessus les quartiers d'abricots et parsemez d'amandes fraîches.
5. Faites cuire dans le four pendant environ 30 min jusqu'à ce que la crème soit bien dorée.
6. Laissez tiédir avant de servir et décorez de quelques brins de lavande.

Ῑ Accompagnez d'un muscat-de beaumes-de-venise ou d'un muscat corse de Patrimonio

(In: Saveurs de l'été, Hors-Série n° 3, 1999, p. 122)

Aprikosenkruste

Vorbereitung: 30 min
Backzeit: 30 min

Für 4 Personen:

10 große Aprikosen
12 frische entschalte Mandeln
200 g Mandelmehl
½ Suppenlöffel unbehandelte, zerstoßene Lavendelblüten
80 g Lavendelhonig, im Wasserbad leicht angewärmt
80 g zerlassene Butter + ein nussgroßes Stück
3 Eier
50 g Streuzucker
1 Prise Salz

1. Eine feuerfeste Tonform von 20 cm Durchmesser ausbuttern und mit Zucker bestreuen. Den Backofen auf Thermostat 6 (180 °C) vorheizen.
2. Eier, Honig, die zerlassene Butter, das Mandelmehl, den Lavendel und das Salz in eine Schüssel geben. Gut durcheinandermischen, bis eine glatte Creme entsteht.
3. Die Aprikosen aufmachen, entsteinen und die Hälften dann noch einmal durchschneiden.
4. Die Creme in die Form gießen, die Aprikosenviertel darauflegen und mit frischen Mandeln bestreuen.
5. Im Backofen ca. 30 min backen bis die Creme eine schön goldgelbe Farbe hat.
6. Vor dem Servieren ein wenig abkühlen lassen und mit einigen Lavendelstängeln garnieren.

Ɪ Zu diesem Nachtisch passt gut ein Muscat-de-beaumes-de-venise oder ein korsischer Muscat de Patrimonio.

Friesisches Tee-Parfait

mit Bohnsupp

Für 10 Portionen:

Bohnsupp

250 g Sultaninen
100 g weißer Kandis
1 Liter Weinbrand

Tee-Parfait

2 Blatt weiße Gelatine
3 EL schwarzer Tee (Ostfriesenmischung)
100 g Zucker
6 Eigelb
500 ml Schlagsahne

1. Für die Bohnsupp die Sultaninen in ein fest verschließbares Gefäß geben, den Kandiszucker darüber streuen und den Weinbrand darüber gießen. 3 – 7 Tage ziehen lassen, dabei gelegentlich durchrühren.
2. Für das Parfait die Gelatine in kaltem Wasser einweichen. 150 ml Wasser zum Kochen bringen, die Teeblätter dazugeben und 10 min ziehen lassen. Durch ein feines Sieb gießen und die Blätter gut ausdrücken. Den Teesud mit dem Zucker 5 min kochen, sodass der Zucker sich darin auflöst. Die tropfnasse Gelatine darin auflösen.
3. Eigelb zusammen mit dem Teesud über einem heißen Wasserbad ca. 10 min cremig-dicklich aufschlagen. Anschließend im kalten Wasserbad kaltschlagen. Sahne steif schlagen, unter die Teecreme heben. Creme in 10 Kaffeetassen (à 125 ml Inhalt) füllen, abdecken und über Nacht ins Gefriergerät stellen.
4. Die Tee-Parfaits ca. 10 min vorm Servieren aus dem Gefriergerät nehmen. Mit einem Messer vom Innenrand der Tassen lösen. Die Tassen kurz in heißes Wasser tauchen, die Parfaits auf Teller stürzen und jeweils mit etwas Bohnsupp umlegen.

Dazu passt Vanillesauce.

Zubereitungszeit: 1.10 h (plus Zeit zum Ziehen und Gefrieren)

(In: essen & trinken, Nr. 9 /2003, S. 107)

Parfait au thé à la frisonne
avec Bohnsupp

Pour 10 portions:

Bohnsupp

250 g de raisins secs
100 g de sucre candi blanc
1 litre de Cognac

Parfait au thé

2 feuilles de gelatine blanche
3 cuillerées de thé noir (mélange de Frise orientale)
100 g de sucre
6 jaunes d'œufs
500 ml de crème fouettée

1. Pour la Bohnsupp, mettre les raisins secs dans un récipient avec couvercle étanche, saupoudrer du sucre candi, et y verser le cognac. Laisser macérer pendant 3 – 7 jours, en remuant de temps en temps.
2. Pour le parfait, mettre les feuilles de gélatine à tremper dans de l'eau froide. Porter à ébullition 150 ml d'eau, y ajouter les feuilles de thé et laisser infuser pendant 10 min. Passer par un fin tamis, et bien presser les feuilles. Faire bouillir l'infusion pendant 5 minutes avec le sucre qui doit s'y dissoudre. Y délayer les feuilles de gélatine bien imbibées d'eau.
3. Battre pendant 10 min, au-dessus d'un bain-marie chaud, les jaunes d' œufs, avec l'infusion, jusqu'à obtention d'une crème assez épaisse. Ensuite, battre jusqu'à refroidissement, dans un bain-marie froid. Fouetter la crème jusqu'à épaississement, et l'incorporer dans la crème au thé. Verser la crème dans 10 tasses à café (d'une contenance de 125 ml), les couvrir et les mettre au congélateur.
4. Env. 10 min avant de servir, sortir les parfaits au thé du congélateur. Avec un couteau, les détacher du bord intérieur de la tasse. Plonger rapidement les tasses dans de l'eau chaude, renverser les parfaits sur des assiettes et les entourer d'un peu de Bohnsupp.

Une sauce vanille accompagnera ce dessert.

Préparation: 1.10 h (plus le temps de la macération et de la congélation)

Pfälzer Saumagen

Zuerst muß beim Metzger ein frischer, kleiner, geputzter Saumagen bestellt werden. Für die Füllung:

1 –1 ½ kg gekochte Kartoffeln
750 g grüner, magerer Schweinebauch
375 g gehacktes Rindfleisch
3 Eier
2 große Zwiebeln, aufgeschnitten in Fett gedämpft
Majoran, Salz, Pfeffer, Muskatnuss
½ Liter Fleischbrühe

Zuerst zwei der drei Ausgänge am Saumagen zubinden. Kartoffeln und Schweinebauch in gleichmäßige Würfel schneiden. Alle übrigen Zutaten dazugeben, sehr kräftig würzen und durcharbeiten. Diese Masse in den Saumagen füllen und zubinden. In siedendem Salzwasser gut 3 Stunden ziehen lassen – nicht kochen! Er kann bereits so mit Genuss gegessen werden, jedoch gibt es auch eine andere Geschmacksrichtung, die ihn, in Scheiben geschnitten, in Butter gebraten bevorzugt. Dazu wird Sauerkraut gereicht. Der perfekt zubereitete Saumagen hat Tranchen, die beim Aufschneiden nicht bröckeln oder gar zerfallen. Bauernbrot, Weinkraut und natürlich Pfälzer Wein dazu reichen.

(Gropper, Kulinarische Streifzüge durch die Pfalz, S. 150; Sigloch Edition 1988, Künzelsau)

Panse de porc farcie à la Palatine

Il faut avant tout commander chez votre boucher, une petite panse de porc, fraîche et nettoyée. Pour la farce:

1 –1 ½ kg de pommes de terre cuites
750 g de poitrine de porc maigre, non fumée
375 g de hachis de bœuf
3 œufs
2 gros oignons, coupés et sués dans la graisse
Marjolaine, sel, poivre, muscade
½ litre de bouillon

En premier, lier 2 des 3 sorties de la panse de porc. Couper en dés réguliers les pommes de terre et la poitrine de porc, y ajouter les autres ingrédients, assaisonner très fortement, et bien mélanger le tout. Remplir la panse de cette masse et fermer la dernière ouverture. Plonger dans l'eau salée bouillante et laisser frémir pendant un bon 3 heures – surtout ne pas laisser bouillir! Ce plat peut être dégusté ainsi, mais il existe aussi une autre manière de le servir qui consiste à le couper en tranches qui seront sautées dans du beurre. La panse préparée à la perfection se laisse couper en tranches sans que celles-ci s'émiettent ou se désagrègent. On accompagnera le plat, de choucroute préparée au vin, de pain de campagne et naturellement, d'un vin du Palatinat.

Einige (auch heitere) Anmerkungen zur Sprache der Küche und zur Lektüre von Speisekarten, oder: wie Köche ihre Kunden ködern...

Die Küche ist, wie kaum ein anderer, ein Ort, wo die Phantasie der Sprache die Kreativität in der handwerklichen Tätigkeit begleitet. Seit jeher haben sich die Namen berühmter Gourmets, Künstler, Staatsmänner oder auch Küchenchefs mit bestimmten Gerichten verbunden. Sei es, dass eine Speise zur Erinnerung an jemanden ihren Namen erhielt: ein Kalbssteak „Lukullus" findet sich noch manchmal auf besseren deutschen Speisekarten (auch wenn niemand genau weiß, was der Name des römischen Feinschmeckers küchentechnisch bedeutet), oder dass ein Gericht einer bestimmten Person, manchmal schon zu deren Lebzeiten, gewidmet wurde. Beispiele für solche sprachlichen Kapriolen finden sich auf deutschen wie auf französischen Karten, und es wäre reizvoll, der Geschichte solcher Bezeichnungen nachzugehen – besonders wenn man von historischen Persönlichkeiten letztlich nur vermutet, dass sie diese oder jene Zubereitungsart gerne gemocht hätten.
Nur ein paar Beispiele für derlei ‚historische' Namengebungen sollen hier angeführt werden:

> **„Un parmentier"** ist heute immer noch ein gratiniertes Kartoffelpüree mit Hackfleisch; **„à la Parmentier"** (der Agronom, der in Frankreich den Kartoffelanbau förderte) sind Speisen mit verschiedenen Zubereitungsarten von Kartoffeln – aber weiß man eigentlich, ob **„Henri IV"** die ihm solcherart sprachlich zugeschriebenen Streichholzkartöffelchen liebte? Kannte **„Agnes Sorel"**, die schöne Geliebte des französischen Königs Karl VII., die ihr gewidmete verfeinerte Geflügelcremesuppe? Auch hält sich die Legende, dass die Mutter dieses Karl VII., die bayerische Prinzessin Isabeau de Bavière, die crème **„bavaroise"** nach Frankreich mitgebracht haben soll, weil sie sie so gerne aß. Mochte **„Richelieu"** das Rindsfilet mit geschmortem Kopfsalat, gebackenen Tomaten, gefüllten Champignons, in Madeirasoße mit Trüffeln? Und hatte nicht **„Soubise"** vielleicht gar eine kleine Abneigung gegen die Zwiebelsoße, die seinen Namen trägt? Dass **„Rossini"** das nach ihm benannte Tournedos mit Gänsestopfleber und Trüffelscheiben liebte, ist durchaus denkbar: wie **„Choron"**, der zwar Tomaten, aber nur ohne Haut und ohne Kerne mochte, sind Musiker häufig auch Feinschmecker... (Wie ist es eigentlich mit den „Mozart"kugeln?!). Manche Namen sind bewusste Widmungen der Küchenchefs, an sich selbst oder an die von ihnen verehrten (oder umschmeichelten) Persönlichkeiten. Die sauce **„Dugléré"** erinnert an ihren Erfinder; das Seezungenfilet **„Otero"** verdankt seinen Namen der „Belle Otero", der berühmten Pariser Kurtisane, Ende des 19. Jahrhunderts. Für die australische Sopranistin Nelly **„Melba"** kreierte Escoffier, der Altmeister der traditionellen französischen Küche, seinen pochierten Pfirsich mit Himbeersoße auf Vanilleeis...
> Im Zeitalter der "post-nouvelle cuisine" und erst recht des „fast food", der „restauration rapide", verlieren sich solche letztlich liebenswürdig-heitere Gewohnheiten immer mehr, auch wenn vor ein paar Jahren, zum 350. Jahrestag der Geburt der Lieselotte von der Pfalz, ein treuer Kurpfälzer Konditor noch eine „Lieselotte-Torte", und ein Weinessiggut einen „Lieselotte-Essig" erfunden haben... Bocuse hat sich mit der Widmung seiner bekannt gewordenen Trüffelsuppe an einen früheren französischen Staatspräsidenten

> nicht durchgesetzt, und die Benennung z. B. des Saumagens nach einem deutschen Politiker, oder des Kalbskopfs nach einem anderen französischen Staatsmann, wäre ja auch schon fast ehrenrührig – auch wenn die Vorliebe dieser Persönlichkeiten für solch deftige, doch durchaus auch „salonfähige" Gerichte allgemein in der Öffentlichkeit bekannt ist...

Die Heranziehung von Referenzen zur Bezeichnung von Zubereitungsarten oder von Bestandteilen eines Gerichts impliziert eine sprachliche Besonderheit. Die Anspielung auf „die Art, in der etwas gemacht wird", erfolgt im Französischen zunächst durch die ganz normale Übersetzung **„à la façon de..."** oder **„à la manière de..."**. Doch da sich diese Form oft als zu schwerfällig erweist, wird sie vereinfacht; das Femininum der *façon* oder der *manière* überträgt sich auf das eigentlich präzisierende Element – und schon sind viele Missverständnisse da... Aus der allgemeinen „Art wie..." wurde „die Art, wie *die Frau von*..." es macht. Sicher haben in der gut bürgerlichen Küche fast immer die Frauen den Ton angegeben, doch daraus zu schließen, dass die Männer nicht auch manchmal ein Wort mitgeredet haben (und sei es nur ihrer eigenen kulinarischen Vorlieben wegen...), wäre wohl falsch. Die weiblichen französischen Formen sind dann auch in andere Sprachen eingedrungen: und so entstanden z. B. im Deutschen aus „à la façon de chez le meunier" = „à la meunière" die „Müllerinart", aus „à la forestière" die „Försterinart" u. a. Nur wenige Bezeichnungen haben sich gegen diese Entwicklung teilweise als resistent erwiesen, als gäbe es in manchen Berufsgruppen keine Frau am Herd... Vor der sprachlichen Komplikation einer „à la chasseresse" erfolgt der Rückzug zum einfachen „du chasseur" oder zu *pl* „chasseurs"; vor dem Teller der Fischerin, der pêcheuse (oder vermutet man gar die Nähe der pécheresse...?!) besinnt man sich auf die „assiette du pêcheur", und da man sich eine Holzfällerin schon gar nicht vorstellen kann, verbleibt man beim rustikal-männlichen „(steak) du bûcheron"...

*****

Was, wie die Beispiele zeigen, in der sehr anspruchsvollen Küche historischen Personen als Vorlieben zugeschrieben wird, findet sich auch bei der Anspielung auf ganze, in der Regel wohlsituierte gesellschaftliche Gruppen wieder. Hier wird der sprachliche Prozess auch besonders deutlich, denn es ist anzunehmen, dass in den Küchen von Bankiers, Diplomaten und Finanzmagnaten im 19. Jahrhundert nicht die Damen des Hauses selbst, sondern begabte Köchinnen ihres Amtes walteten...

à la banquière	wie im Hause eines Bankiers
à la diplomate	wie an der Tafel der Diplomaten
à la financière	wie in den Kreisen der Hochfinanz
à la gastronome	wie am echten Feinschmeckertisch
à la maréchale	wie der Herr Generalfeldmarschall es gerne hat...

sind gelegentlich heute noch Bezeichnungen für Gerichte, die durchweg die edlen Luxusprodukte Trüffel und Gänseleber, manchmal Hahnenkämme, Kalbsbries, Spargelspitzen und Champignons als Bestandteile haben.

*****

Viele Bezeichnungen, die zu unpräzise sind, als dass sie immer in Rezepte gefasst werden könnten, sind im 20. und 21. Jahrhundert Teil von kulinarischen Werbestrategien geworden: sie sollen den Kunden an „die gute alte Zeit" erinnern, wo die Welt, alle Zutaten und alle Zubereitungstechniken noch sauber und einfach waren. Es wird abgehoben auf die vermeintlich immer köstliche, gesunde Ernährung auf dem Lande, mit Produkten direkt vom Bauernhof – man wartet geradezu darauf, dass die Bezeichnung „Bio-" sich bald auch offiziell auf den Speisekarten findet... Hier einige Beispiele, die auch teilweise wieder auf traditionelle Berufsgruppen abheben und zudem das Fortschreiten des sprachlichen Vereinfachungsprozesses zeigen:

à l'ailleule	nach Art der Urahnin
à l'ancienne	nach althergebrachter Art (d.h. meist mit Zwiebeln, Champignons, usw.). Bei Wurstwaren hat in Frankreich hier der Gesetzgeber eingegriffen: mit „à l'ancienne" darf nur eine Ware bezeichnet werden, die ausschließlich Nitritsalz als Konservierungsmittel enthält
(**à la**) **bonne femme**	wie von der Hausfrau gemacht, mit einfachen Zutaten
(**à la**) **bourgeoise**	auf gutbürgerliche Art
(**à la**) **boulangère**	nach Art der Bäckersfrau (im Backofen gegart, gebraten oder gebacken)
(**à la**) **chasseur**	„Jäger..."(...schnitzel, ...braten): Wild in einer Soße mit Tomaten, Champignons, Wein. Verfeinerte Formen von Gerichten nach der Idee des „Jägers" sind z.B. in der klassischen Küche die Zubereitung **à la Diane** oder **Saint-Hubert**, beide oft mit Kastanien, manchmal mit Trockenobst, und Wild in einer Soße **Grand Veneur** (dunkler Wildfond mit Johannisbeergelee). In der deutschen Küche werden diese Gerichte manch mal mit „Hubertus..." oder auch „Jägermeister..." (= grand veneur) beschrieben
(**à la**) **fermière**	wie auf dem Bauernhof
(**à la**) **forestière**	„Försterinart", Soße mit Waldpilzen, Speckwürfeln u.a.
(**à la**) **fromagère**	„wie bei der Frau vom Käseladen"
(**à la**) **grand-mère**	nach Großmutterart (vgl. à l'ailleule, à l'ancienne)
(**à la**) **laitière**	„wie es die Milchhändlerin macht" (d.h. mit Frischrahm, Milch usw.), vgl. (à la) fromagère
(**à la**) **maraîchère**	„wie bei der Gemüsefrau": mit verschiedenem jungem Gemüse (im Zusammenhang mit marais = Sumpf; Gemüse wurde vielfach in feuchten, sumpfigen Gebiete angebaut)
(**à la**) **marchand de vin**	wie beim Weinhändler: in Rotweinsoße (man geht wohl davon aus, dass im Weinhandel nur selten Frauen tätig sind...)
(**à la**) **marinière**	Fisch oder Meeresfrüchte im Weißweinsud (der Begriff enthält verschiedene evozierende Elemente: marin = Matrose, marine = Marine, marinier = Flussschiffer)
(**à la**) **ménagère**	nach Hausfrauenart (vgl. (à la) bonne femme, (à la) bourgeoise)
(**à la**) **meunière**	„Müllerinart", in Mehl gewendet oder gebräunt

à la mode nicht unbedingt „nach heutiger Mode“... Zu ergänzen wäre: à la mode de chez nous = wie bei uns zuhause, „gutbürgerlich“. In ganz wenigen Fällen wird die komplette Form für ein manchmal sehr lokal beheimatetes Gericht verwendet: **tripes à la mode de Caen** sind Kaldaunen in einer gewürzten hellbraunen Soße mit Tomaten und Karotten, manchmal mit Calvados flambiert, ursprünglich aus Caen.

(**à la**) **printanière** wie im Frühling, mit frischem jungem Gemüse (vgl. (à la) maraîchère)

(**à la**) **vigneronne** nach „Winzerinart“, mit Zutaten aus dem jeweiligen Weinbaugebiet, mit frischen Weintrauben, auch Traubensaft. Die **„assiette vigneronne“** ist in Weinbaugegenden eine deftige Wurstwarenplatte, wie der Winzer sie früher bei der Weinlese, als noch nicht mechanisch geerntet wurde, zur Stärkung brauchte...

*****

Die meisten Bezeichnungen, die sich mit „à la...“ und einer Femininform (die dann meist zum wirklichen Adjektiv wird), auf Speisekarten finden, entstammen der Geographie und geben – doch ebenfalls ohne dass sich damit immer konkrete Rezepte verbinden – Hinweise auf Besonderheiten oder Schwerpunkte der lokalen oder regionalen landwirtschaftlichen Erzeugnisse. Nicht ohne Grund stellen manche Handbücher über regionale Küchen den Rezepten eine Art „Produktgeographie“ voran. Die Darstellungsform kann wechseln zwischen dem einfachen Herkunfts-Hinweis „de“, „du“, „de la“ oder dem entsprechenden Adjektiv, mit oder ohne das „à la...“: ein Wein aus dem Vorland des französischen Zentralmassivs ist ein „Vin d’Auvergne“, ein deftiger Wurst- und Gemüseeintopf heißt „potée auvergnate“, und „à l’auvergnate“ ist eine der in dieser Gegend üblichen Zubereitungsarten, mit viel Kohl und Schweinefleisch... Der Phantasie in der Erfindung neuer Namen sind keine Grenzen gesetzt, und immer wieder verallgemeinern sich, zumindest regional, neue Bezeichnungen – häufig auch, weil bestimmte Gerichte oder neue Verbindungen bestimmter Zutaten Mode werden. Noch vor einigen Jahren hieß eine warme Vorspeise im Loiretal eine „Poëlée de rillons et champignons sur un lit de salade“ (= nicht geräucherte, schon halb ausgelassene, fette Speckwürfel und Champignons, gebraten, auf Salatbett), heute bürgert sich mehr und mehr für das gleiche Gericht die Bezeichnung “Salade tourangelle“ ein – doch noch nicht so fixiert, als dass man nicht doch noch fragen kann, ob darin nicht auch ein paar gebratene „gésiers“, Stücke des Kaumagens von Geflügel, enthalten wären... (wie sie ebenfalls in der Touraine sehr gerne gegessen werden). In Deutschland kennt man die gleiche Darstellungsform, allerdings meist nur mit den von Orts- oder Landschaftsnamen abgeleiteten Adjektiven (s. die Beispiele in den Speisekarten und Rezepten: Graswanger Bauernschmaus, Hamburger Aalsuppe, Pfälzer Saumagen, Schwäbische Bratenplatte u. a.).
Unter den folgenden Beispielen sind auch einige an andere Länder erinnernde Bezeichnungen aufgeführt, doch da ist im Restaurant manchmal gebührende Vorsicht angebracht. Nur wenige Zubereitungsarten sind einigermaßen festgeschrieben: **à la grecque** für Oliven oder Champignons in einer bestimmten Soße,

à l'américaine für Hummer u. a. Je reichhaltiger eine nationale Küche und je weiter ein Land entfernt ist, desto unbestimmter wird auch die Referenz (falls man nicht einfach sagen will, „à l'italienne" sei irgendetwas mit Teigwaren und Tomaten, „à la russe" müsse doch wohl auch Molossol-Kaviar enthalten, und „à la chinoise" sei sicher mit Glasnudeln oder Reis und einer süßlichen Soße...). Ortsangaben können auch einfach lokale Werbung sein (der „tarte tropézienne", ist in den 70-er Jahren des 20. Jahrhunderts u. a. die „galette bourgueilloise" gefolgt, und sicher gibt es noch andere), oder ein Augenzwinkern des Restaurateurs: viele Kunden haben vor einigen Jahren über den „toro (!) à la madrilène" in einem kleinen Pariser Restaurant geschmunzelt, der nichts anderes war als ein zähes (klar...) Stück Ochsenfleisch, in einer Soße mit Tomaten und Oliven (natürlich, Spanien...), zubereitet von einem Koch, der in Madrid geboren war (na, also!)...

à l'albigeoise	Beilage von mit Schinken gefüllten Tomaten und frittierten Kartoffelbällchen (Albi)
à l'alsacienne	meist mit den von der „choucroûte alsacienne" bekannten Bestandteilen: gepökeltes Schweinefleisch, Schinken u.a., mit Sauerkraut als Beilage
à l'américaine	Zubereitungsart meist von Hummer, aber auch anderen Krustentieren und Fisch, mit Tomaten. Ersetzt nach und nach auch auf Speisekarten das fälschlicherweise (vielleicht aus bretonischem Regionalstolz?...) für diese Zubereitungsart verwendete **à l'armoricaine**
à l'anglaise	in Salzwasser gekocht oder in Dampf gegart
à l'anversoise	der Gegend von Antwerpen (Anvers) zugeschriebene Zubereitung mit Hopfenbestandteilen: Stengel, Blüten, auch Saft
à l'ardennaise	an Soße mit Wacholderbeeren oder mit Wacholdergeist; manchmal mit Würfeln von Ardennes-Schinken
à l'auvergnate	Beilagen aus verschiedenem Kohl, Pökelfleisch, geräuchertem Schinken oder Speck (Auvergne)
à la basquaise	Beilage oder Soße mit scharfem und süßem Paprika, Tomaten, Knoblauch, manchmal mit Würfeln von Bayonne-Schinken
à la beauceronne	„wie in der Beauce gekocht wird"; seit dem intensiven Maisanbau in dieser Gegend vielfach mit frischen Maissprossen und Maiskölbchen
à la berrichonne	Beilage aus meist zusammen geschmortem Kohl, Kastanien, Zwiebeln und Speck (Berry)
à la bohémienne	mit Paprika, Tomaten, Knoblauch und Zwiebeln, ähnlich der Zubereitungsart à la basquaise (auch manchmal **à la tsigane** genannt); vergleichbar mit „Zigeuner..."
à la bourguignonne	„nach Burgunder Art", mit Rotwein, Schalotten und Speckwürfelchen
à la bretonne	Beilagen mit Produkten aus der Bretagne, oft mit weißen Bohnen, Blumenkohl oder Artischocken

à la cancalaise	Soße oder Beilage mit gekochten Austern aus Cancale
à la cévenole	mit Kastanien aus den Cevennen
à la créole	Reis mit scharfen Paprikaschoten, Tomaten, oft stark gewürzt
à la dijonnaise	mit Senf aus Dijon gewürzt bzw. auch gekocht
à la flamande	Soße zu Spargeln, aus zerdrückten harten Eiern in Vinaigrette oder zerlassener Butter; auch verschiedene Zubereitungsarten mit Bier
à la grecque	kleine Champignons (oder Oliven, anderes Gemüse) in Zitronensaft und Olivenöl mit viel Koriander mariniert, dann geschmort und kalt serviert. Erscheint auf Karten auch manchmal mit **façon Grèce**
à la hongroise	in scharfer Paprikasoße, „ungarisch"
à l'italienne	Gerichte häufig stark mit Oregano gewürzt, mit Artischocken, Tomaten und manchmal Teigwaren garniert
à la liégeoise	„nach der Art von Lüttich" (meist identisch mit à l'ardennaise: mit Wacholderbeeren oder Wacholdergeist)
à la limousine	Beilagen aus Rotkohl, Kastanien und Äpfeln (Limousin, Limoges)
à la lyonnaise	an dicker, dunkler Weißweinsoße
à la milanaise	„nach Mailänder Art"; (häufig Schnitzel) mit Parmesankäse paniert
à la nantaise	an leichter weißer Buttersoße (wahrscheinlich zur Präzisierung, dass der klassische „beurre blanc", der Hecht und Zander, aber auch Meeresfische begleitet, ursprünglich eine Spezialität aus Nantes war)
à la Nantua	weiße Soße mit Krebsbutter (die Gegend von Nantua, im Département Ain, ist bekannt für vorzügliche Süßwasserkrebse)
à la niçoise	Beilage, besonders jedoch Salat („Nizzasalat") aus Tomatenstücken, grünen Bohnen, schwarzen und grünen Oliven, Sardellen
à la normande	Zubereitungsart mit Erzeugnissen aus der Normandie: frischer Rahm, Butter, Milch, manchmal geschmolzener Käse; Süßspeisen oft mit Äpfeln, häufig mit Calvados flambiert
à la norvégienne	verschiedene Arten von Fischsülze, mit Essiggurken, Gemüsestückchen, manchmal mit hartem Ei
à la parisienne	reine Phantasiebezeichnung in kleineren Speiselokalen, die sich auf vermutete Zubereitungsarten in der „feineren" Pariser Küche bezieht. Ähnlich dem verbreiteten „Jambon de Paris", der gegenüber einem normalen hellen Kochschinken (jambon blanc) keinerlei Besonderheit aufweist...
à la périgourdine	Zubereitung mit Erzeugnissen aus dem Périgord: hauptsächlich Trüffel und Gänseleber
à la provençale	„auf provençalische Art", mit Tomaten, Oliven, Knoblauch u.a. (in Deutschland leider oft „provenzialisch" geschrieben...)

à la rouennaise	nach der Art von Rouen, mit Entenstopfleber
à la savoyarde	Beilage oder Soße mit Käse (gerieben, untergemengt, gratiniert)
à la solognote	Spezialität Hammelkeule in Weißweinsoße mariniert
à la strasbourgeoise	Zubereitung manchmal mit Elsässer Gänseleber, sonst meist wie à l' alsacienne

... und viele andere mehr!

Man muss sich vor Augen halten, dass es in Frankreich derzeit rund 35000 Gemeinden gibt, und mindestens 80 alte, traditionelle Provinzen oder kleinere Gebiete mit heute noch ausgeprägten kulturellen und damit auch gastronomischen Besonderheiten: ebenso viele lokale oder regionale Bezeichnungen für Speisen oder Zubereitungsarten, sicher dann die meisten wieder mit **à la...** , könnte es geben... Ganz zu schweigen vom Erfindungsgeist und der Phantasie unzähliger tüchtiger „cordons bleus“ und professioneller Küchenchefs, die nicht müde werden, die Kultur einer der schönsten menschlichen Beschäftigungen, des Essens, weiter zu pflegen und voranzubringen und den Fortschritt auch in der Sprache festzuhalten!

Nützliche Adressen in Frankreich
Adresses utiles en France

Die Organisation des Hotel- und Gaststättenwesens in Frankreich ist gekennzeichnet durch ein nicht immer leicht durchschaubares Zusammenspiel von staatlichen und privaten Instanzen. So unterliegt die weitgehend im schulischen Rahmen stattfindende Ausbildung von qualifiziertem Nachwuchspersonal den für ganz Frankreich einheitlich staatlich fixierten Normen; Anstellungs- und Arbeitsbedingungen im Gastgewerbe sind durch das allgemeine Arbeitsrecht sowie durch Tarifverträge, an deren Gestaltung Gewerkschaften und Interessenverbände mitwirken, geregelt. Die Hotelklassifizierung unterliegt den einheitlich vom Staat gesetzten Normen. Öffentlichkeitsarbeit und Werbung liegen auf den verschiedensten Ebenen in Händen sowohl amtlicher regionaler Stellen (Conseils Régionaux, Conseils Généraux; Handwerkskammern, Industrie- und Handelskammern) wie bei halbamtlichen und privaten, meist gemeinnützigen Einrichtungen (Tourismusverbände, Komitees für Fremdenverkehr u.a.).

Ein nützlicher Zugang zu allen regional wichtigen Informationen sind die Portale der Departementsverwaltungen, meist einheitlich über „cg" (= Conseil Général), gefolgt von der Nummer des jeweiligen Departements und „.fr" (für Frankreich) erreichbar:

Beispiele: http://www.cg49.fr für das Département Maine-et-Loire
http://www.cg63.fr für das Département Puy-de-Dôme
http://www.cg78.fr für das Département Yvelines
usw.

Auf allen Webseiten dieser Art finden sich unter dem Stichwort „Tourisme" eine Vielzahl von Links („liens") zu regionalen und lokalen Stellen, die Auskünfte über das Hotel- und Gaststättenwesen der jeweiligen Region geben.

Die meisten der 22 regionalen französischen Handwerkskammern und der 106 Kammern in den Departements und in den überseeischen Gebieten unterhalten Fachabteilungen für das Hotel- und Gastronomiewesen. Informationen sind erhältlich über den Zugang durch das Portal des französischen Handwerkskammertages (Assemblée Permanente des Chambres de Métiers)

http://www.apcm.com

Der französische Industrie- und Handelstag (Assemblée des Chambres Françaises de Commerce et d'Industrie) bietet ebenfalls Zugang zu Informationen der regionalen Industrie- und Handelskammern, über das Portal

http://www.acfci.cci.fr

Anschriften von zentralen Berufs- und Interessenverbänden:

Union des métiers et des industries de l'hôtellerie (UMIH)
http://www.umih.fr

22, rue d'Anjou
F-75383 Paris Cedex 08

Tél.: +1 44 94 19 94
Fax: +1 42 65 16 21
Mel: umih@umih.asso.fr

Confédération des professionnels indépendants de l'hôtellerie (CPIH)

2/4, rue du Barye
F-75017 Paris

Tél.: +1 47 66 70 00
Fax: +1 42 67 80 54
Mel: c.p.i.h.@wanadoo.fr

Syndicat national des hôteliers, restaurateurs, cafetiers et traiteurs (SYNHORCAT)
http://www.synhorcat.com

4, rue Gramont
F-75002 Paris

Tél.: +1 42 96 60 75
Fax: +1 42 86 80 28
Mel: info@synhorcat.com

Fédération autonome générale de l'industrie hôtelière touristique (FAGIHT)

221, avenue de Lyon – BP 448
F-73004 Chambéry

Tél.: +4 79 96 26 18
Fax: +4 79 62 68 33

Syndicat national de l'alimentation et de la restauration rapide (SNARR)
http://www.snarr.fr

9, rue de la Trémoille
F-75008 Paris

Tél.: +1 56 62 16 16
Fax: +1 49 52 05 50
Mel: info@snarr.fr

Adresses utiles en Allemagne · Nützliche Adressen in Deutschland

Deutscher Hotel- und Gaststättenverband e.V.
http://www.dehoga.de

Postanschrift: D-10873 Berlin
Hausanschrift: Am Weidendamm 1 a
D-10117 Berlin

Telefon: +30 72 62 52-0
Fax: +30 72 62 52-42
e-Mail: info@dehoga.de

Angeschlossene Landesverbände:

Hotel- und Gaststättenverband
DEHOGA Baden-Württemberg
e.V.Augustenstr. 6
D-70178 Stuttgart
Tel.: +711 619 88-0
Fax: +711 616 444
http://www.hogabw.de

Bayerischer Hotel- und Gaststättenverband e.V. (BHG)
Türkenstr. 7
D-80333 München
Tel.: +89 28 76 0-0
Fax: +89 28 76 0-111
http://www.bhg-online.de

Hotel- und Gaststättenverband Berlin und Umgebung e.V.
Mehringdamm 48
D-10961 Berlin
Tel.: +3 31 80 48-0
Fax: +3 31 80 48-28
http://www.hoga-berlin.com

Hotel- und Gaststättenverband
Brandenburg e.V.
Zum Jagenstein 3
D-14478 Potsdam
Tel.: +331 86 23 68
Fax: +331 86 23 811
http://www.hoga-brandenburg.de

DEHOGA Landesverband
Bremen e.V.
Hinter dem Schütting 8
D-28195 Bremen
Tel.: +421 33 59 0-0
Fax: +421 32 44 73
http://www.dehoga-bremen.de

DEHOGA Hamburg Hotel- und Gaststättenverband Hamburg e.V.
Hallerstr. 22
D-20146 Hamburg
Tel.: +40 41 34 30-6
Fax: +40 41 34 30-88
http://www.dehoga-hamburg.de

Hotel- und Gaststättenverband Hessen e.V.
Auguste-Viktoria-Str. 6
D-65185 Wiesbaden
Tel.: +611 99 20 1-0
Fax: +611 99 20 1-22
http://www.hoga-hessen.de

Hotelverband Deutschland e.V. (IHA)
Kronprinzenstr. 37
D-53173 Bonn
Tel.: +228 65 50 40
Fax: +228 53 62 01
http://www.hotelverband.de

Am Weidendamm 1 a
D-10117 Berlin
Tel.: +30 59 00 99 69-0
Fax: +30 59 00 99 69-9

Deutscher Hotel- und Gaststättenverband DEHOGA Lippe e.V.
Leopoldstr. 38
D-32756 Detmold
Tel.: +5231 22 4 33
Fax: +5231 39 2 75
http://www.wirte-verein.de

DEHOGA Mecklenburg-Vorpommern e.V. Deutscher Hotel- und Gaststättenverband Landesverband Mecklenburg-Vorpommern
Grüne Straße 12
D-19055 Schwerin
Tel.: +385 59 25 5-0
Fax: +385 59 25 20
http://www.hoga-mv.de

DEHOGA Landesverband Niedersachsen e.V.
Yorckstr. 3
D-30161 Hannover
Tel.: +511 33 70 6-0
Fax: +511 33 70 6-29
http://www.dehoga-niedersachsen.de

DEHOGA Gastgewerbe NRW, Hotel- und Gaststättenverband Nordrhein-Westfalen e.V.
Liesegangstr. 22
D-40211 Düsseldorf
Postanschrift: Postfach 24 01 63
D-40090 Düsseldorf
Tel.: +211 17 87 1-0
Fax: +211 17 87 1-29
http://www.gastgewerbe-nrw.de

DEHOGA Rheinland-Pfalz, Landesverband Hotel- und Gaststättengewerbe e.V. Mainz
Postfach 2929
D-55019 Mainz
Tel.: +700 46 42 757
Fax: +631 14 112
e-Mail: info@dehoga-rlp.de
http://www.dehoga-rlp.de

Richard-Wagner-Str. 20–22
D-67655 Kaiserslautern
Tel.: +631 14 167
Fax: +631 14 112

DEHOGA Saarland, Hotel- und Gaststättenverband Saarland e.V.
Feldmannstr. 26
D-66119 Saarbrücken
Tel.: +681 554 93
Fax: +681 523 26
http://www.dehogasaar.de

Hotel- und Gaststättenverband Sachsen e.V. (DEHOGA Sachsen e.V.)
Tharandter Str. 5
D-01159 Dresden
Tel.: +351 42 89 810
Fax: +351 42 89 828
http://www.dehoga-sachsen.de

DEHOGA – Landesverband Sachsen-Anhalt e.V.
Kantstr. 3 (CityCarre)
D-39104 Magdeburg
Tel.: +391 56 17 193
Fax: +391 56 17 194
http://www.dehoga-sachsen-anhalt.de

Hotel- und Gaststättenverband
DEHOGA Schleswig-Holstein e.V.
Hamburger Chaussee 349
D-24113 Kiel
Tel.: +431 65 18 66/67
Fax: +431 65 18 68
http://www.dehoga-sh.de

Thüringer Hotel- und Gaststättenverband e.V. (THÜHOGA)
Futterstr. 14
D-99084 Erfurt
Tel.: +361 59 07 8-0
Fax: +361 59 07 8-10
http://www.thuehoga.de

Bundesverband Schnellgastronomie und Imbissbetriebe e.V.
Klettenberggürtel 51
D-50939 Köln
Tel.: +221 46 10 20
Fax: +221 46 58 82